btb

Aus Freude am Lesen

Wie schon in ihrem ersten Buch »Morgen bin ich ein Löwe« stellt die Psychologin Arnhild Lauveng den Umgang der Gesellschaft mit psychischen Leiden und psychisch erkrankten Menschen in Frage. Vor dem Hintergrund ihrer eigenen, zehn Jahre andauernden Erkrankung, ihres Heilungsprozesses und ihrer nachfolgenden Ausbildung zur klinischen Psychologin schildert sie eindringlich ihre Erfahrungen als Patientin und als Psychologin. Dabei stellt sie stets den Menschen und seine Bedürfnisse in den Vordergrund. Wer bestimmt in der modernen Leistungsgesellschaft, was es heißt, gesund zu sein? Müssen ehemals Erkrankte doppelt so schnell und effektiv sein, um als gesund akzeptiert zu werden?
Mit ihrem emotionalen, verblüffend offenen Buch richtet sich Arnhild Lauveng an alle, die in der Psychiatrie arbeiten oder in irgendeiner Weise selbst betroffen sind.

Arnhild Lauveng, Jahrgang 1972, hat an der Universität von Oslo studiert und arbeitet heute als klinische Psychologin, daneben ist sie erfolgreiche Buchautorin und gefragte Referentin. Für ihr Bemühen um mehr Offenheit im Umgang mit psychischen Erkrankungen wurde sie 2004 mit dem Mental Health Prize ausgezeichnet.

Arnhild Lauveng bei btb
Morgen bin ich ein Löwe (74087)

Arnhild Lauveng

Nutzlos wie eine Rose

Ein Plädoyer
für mehr Menschlichkeit
in der Psychiatrie

Aus dem Norwegischen
von Günther Frauenlob

btb

Titel der norwegischen Originalausgabe: »Unyttig som en rose«

Die Übersetzung wurde finanziell unterstützt von NORLA.

MIX
Papier aus verantwortungsvollen Quellen
FSC® C083411
FSC
www.fsc.org

Verlagsgruppe Random House FSC® N001967
Das für dieses Buch verwendete FSC®-zertifizierte
Papier *Lux Cream* liefert Stora Enso, Finnland.

1. Auflage
Deutsche Erstveröffentlichung Juli 2013,
btb Verlag in der Verlagsgruppe Random House GmbH, München

Umschlaggestaltung: semper smile, München
Umschlagfoto: © plainpicture/Millenium
Satz: Uhl + Massopust, Aalen
Druck und Einband: CPI – Clausen & Bosse, Leck
MK · Herstellung: sc
Printed in Germany
ISBN 978-3-442-74593-7

www.btb-verlag.de
www.facebook.com/btbverlag
Besuchen Sie auch unseren LiteraturBlog www.transatlantik.de

Ich kenne dich – ich kenne dich
Wie Wasser unbekannt!
Sah deine Kraft, ein Strom, ein Strich
Im Schattenland.

– Aus *Haugtussa* von
Arne Garborg (1895)

Inhalt

Einleitung

Es ist ein Teil meiner Wirklichkeit, dass ich früher schizophren war. Diese Tatsache wird immer ein Teil meiner Geschichte sein und sie ist nicht ohne Auswirkung auf den Menschen, der ich heute bin. Ein anderer Teil meiner Wirklichkeit ist, dass ich heute keine Medikamente nehme und gesund bin. Ich habe keine »gute Phase« oder »halte meine Symptome in Schach« – ich bin gesund. Ich arbeite als klinische Psychologin, lebe wie alle anderen und bin die meiste Zeit meines Lebens glücklich. Für mich ist das vollkommen fantastisch, denn über Jahre hinweg habe ich immer wieder gehört, ich sei chronisch schizophren. Man sagte mir, ich würde nicht wieder gesund werden, sondern solle lernen, mit den Symptomen zu leben – aber das stimmte nicht, all diese Menschen haben sich geirrt.

Als ich krank war, fehlte mir die Hoffnung. Ich versuchte mit aller Kraft, daran festzuhalten, musste aber erleben, dass meine Familie und ich oft die Einzigen waren, die daran glaubten, dass es mir eines Tages wieder besser gehen würde. Ich weiß noch, wie weh es tat, ohne Hoffnung zu leben. Nachdem ich wieder gesund geworden bin, habe ich alles darangesetzt, anderen die Hoffnung zu geben, die mir selbst so gefehlt hat. Nicht weil meine Geschichte zwingend auch auf alle anderen zutreffen muss, sondern weil ich der Meinung bin, dass Hoffnung wichtig ist. Ich habe Vorträge gehalten und das Buch *Morgen bin ich ein Löwe* geschrieben. Es handelt von der schleichenden Unwirklichkeit der Psychosen und all den Stimmen, die es in meinem Kopf gab und die ein Teil meiner Wirklichkeit waren, von Selbstverletzung, Klinikeinweisungen und Rückfällen. In erster Linie aber handelt es von Hoffnung.

Ich weiß, dass nicht alle wieder gesund werden können. Viele Menschen mit den unterschiedlichsten Diagnosen leben einen großen Teil ihres Lebens als Kranke. Das ist zermürbend, denn es tut weh, krank zu sein. Und es ist eine zusätzliche Last, in einer Gesellschaft schwach zu sein, die so auf Selbstdarstellung, Individualität und Coping[1] setzt. Ich weiß nur allzu gut, wie es war, ein Leben außerhalb dessen zu leben, was man akzeptierte oder respektierte. Jemand zu sein, der etwas bekam, ein Empfänger und kein Akteur. Ich bin der Meinung, unser Wert hängt nicht davon ab, was wir tun, was wir darstellen oder aus uns machen, sondern dass jeder Mensch an sich wertvoll ist, einfach weil es ihn gibt.

Deshalb will ich noch ein paar weitere Geschichten erzählen. All diese Geschichten sind wahr, aber weil es wichtiger ist, auf das System zu fokussieren als auf einzelne Per-

1 Anmerkung des Übersetzers: **Coping** (vom englischen: *to cope with* = »bewältigen«, »überwinden«) bezeichnet das Bewältigungsverhalten in einer als bedeutsam oder belastend empfundenen Situation oder einer Lebensphase. Mit Coping werden Prozesse beschrieben, die dazu dienen, erwartete oder bereits eingetretene Belastungen und Einschränkungen kognitiv, emotional und aktiv handelnd auszugleichen und zu meistern.

sonen, habe ich Namen, Orte und alles, was diese Menschen wiedererkennbar machen könnte, geändert. Menschen sind klein und verletzbar, wir geben oft unser Bestes, machen aber trotzdem Fehler. Wir missverstehen, deuten etwas falsch und scheitern. Dafür muss es Raum geben, und deshalb ist es gut, hin und wieder mit all den Systemen, Vorurteilen und generellen Haltungen aufzuräumen. Diese Arbeit ist eigentlich so etwas wie bestimmte Arbeiten im Haushalt – wir müssen sie ab und an erledigen, andernfalls ersticken wir in altem Dreck.

Zu träumen

Nutzlos wie eine Rose

Ich traf dich
Gestern in der Post.
Lange Schlangen, Stress.
Du lagst vor dich hin plappernd im Wagen
Nutzlos wie eine Rose.

Kannst kein Essen kochen, keine Kleider
beschaffen, kein Haus bauen.
Bist weich und verletzlich
Kannst dich nicht um andere kümmern,
nicht um dich.
Bist zu nichts nütze.
Liegst einfach nur da,
wie eine Rose an einem allzu frühen Morgen.
Und bringst mich zum Lachen.

Anschließend fragte ich mich,
wann ich zuletzt gelächelt hatte
in der Warteschlange der Post
Donnerstagnachmittag, als es geregnet hat?
Und eine solche Freude überkam mich
Über all das Nutzlose auf dieser Welt.
Wie Rosen.
Und Babys.
Und Lächeln.

Zum ersten Mal eingewiesen wurde ich mit siebzehn Jahren. Ich landete in der geschlossenen Abteilung eines Krankenhauses, das ökonomisch angeschlagen und unterbesetzt war. Die anderen Patienten waren schwer krank, die meisten von ihnen schon viele Jahre. Um dort einen Platz zu bekommen, musste man schwer psychotisch sein und eine akute Gefahr für sich selbst oder andere darstellen. Ich war sehr krank, aber wenn Sie glauben, jetzt eine wahre Schreckensgeschichte zu hören, muss ich Sie enttäuschen. Es ging mir während dieser Zeit nicht sonderlich schlecht. Krank zu sein, war natürlich fürchterlich, aber die Einweisung selbst war es nicht, und das lag an der Ärztin, die mir zugeteilt wurde. Sie war jung, ziemlich unerfahren, aber voller Idealismus, und sie war klug, menschlich und mutig. Außerdem hatte sie erkannt, wie wichtig es war, manchmal das Nicht-Notwendige in den Vordergrund zu rücken.

Bei einer unserer ersten Begegnungen saß ich weinend im Aufenthaltsraum der Klinik. Wir hatten in dieser Woche – meiner ersten in der Klinik – mehrmals miteinander geredet und kannten uns bereits ein bisschen. Wir hatten keinen Termin, sie lief eilig in ihrem weißen Kittel über den Flur, vermutlich auf dem Weg zu irgendeiner wichtigen Besprechung. Ich weiß noch, dass es mich überrascht hat, dass sie stehenblieb, mich fragte, was denn nicht in Ordnung sei und warum ich weinte. Ich war noch nicht lange krank, aber trotzdem verblüffte mich die Normalität und Selbstverständlichkeit ihrer Reaktion. Auf dieser Station wurden Tränen gedeutet, analysiert und gewichtet, aber nur höchst selten mit einem einfachen »Was ist denn los?« kommentiert. Ich weiß nicht, was es war, das mich ganz ehrlich antworten ließ. Vielleicht hat mich ihr offenes Mitgefühl überrumpelt, vielleicht war ich zu traurig, um mich zu verstellen, oder eben einfach nur ein ganz normales, siebzehnjähriges Mädchen – auf jeden Fall sagte ich ihr, dass es draußen regnete. Das sah sie natürlich auch, aber ich redete weiter und sagte ihr – was tatsächlich stimmt –, dass ich unheimlich gerne im Regen spazieren ginge. Ich liebe das Geräusch und den Geruch des Regens, und die unzähligen kleinen Tropfen auf meiner Haut erinnern mich daran, dass ich am Leben bin. Ich fühle mich dann fast so lebendig, als würde ich mich schneiden und den sichtbaren Beweis dafür erhalten, dass mein Körper voller Blut ist. Der Regen ist ein wichtiger Teil von mir. Nur war der Regen eben leider nicht auch für die Pfleger wichtig, die an diesem Tag Dienst hatten. Sie fanden das Wetter schrecklich, und die anderen Patienten stimmten ihnen zu. Niemand hatte Lust, nach draußen zu gehen. Und ich, die immer nach draußen ging, wenn es regnete, war zum ersten Mal in meinem Leben eine Gefangene, eingesperrt. Der Regen trommelte an die Scheiben, aber die Fenster ließen sich nicht öffnen, und die Tür war verschlossen. Das Einzige, was ich tun konnte, war weinen. Natürlich habe ich das nicht alles der Ärztin gesagt, aber wohl genug, um mich zu verstehen. Sie fragte, ob sie mir vertrauen könne und ob ich ihr in die Hand versprechen würde, auch ganz sicher wieder zurückzukommen, wenn sie mir erlaubte, einen kleinen Spaziergang zu machen. Das war natürlich selbstverständlich. Wenn sie bereit war, so etwas für mich zu tun, würde ich ihr niemals Ärger machen und abhauen – zu einem anderen Zeitpunkt wäre das durchaus möglich gewesen, nicht aber als Reaktion auf ein solches Entgegenkommen. Sie stellte noch ein paar weitere Fragen, glaube ich. Bestimmt hat sie sich abgesichert, dass ich mich nicht verletzen würde und dass mich ein Spaziergang allein im Regen nicht noch trauriger machte, und vermutlich hat sie auch versucht herauszubekommen, ob ich in diesem Augenblick nicht von meinen Stimmen gesteuert wurde. Dann sagte sie den Pflegern, dass ich gehen dürfe, und fragte mich, ob ich Regenzeug bräuchte. Ich wusste ihr Mitgefühl zu schätzen, freute mich aber noch mehr darüber, dass sie – obwohl sie Ärztin war – meinen Wunsch akzeptierte, klatschnass zu werden. Sie lächelte nur und wünschte mir einen schönen Spaziergang. Und den hatte ich. Es gurgelte, tropfte und platschte überall. Die Straßenlaternen ließen jeden Tropfen glitzern, und die Pfützen, die vom Wind gekräuselt wurden und mich an sich anschleichende Leoparden denken ließen, zogen eine glänzende Hülle über das am Boden liegende goldene Herbstlaub. Gleich neben dem Krankenhaus war ein kleines Wäldchen, nicht wirklich ein Wald, aber dennoch ein paar Bäume mit genug Steinen, Heide und Erde, um einen saftigen, lebensbejahenden Duft auszuströmen. Sogar ein paar Blaubeeren fanden sich noch an den Büschen. Ich war bei dem schrecklichen Wetter allein unterwegs, aber ich war ja auch für verrückt erklärt worden und konnte es mir folglich erlauben, glücklich zwischen den Bäumen auf einem Stein zu sitzen und singend Blaubeeren zu futtern. Eine wilde, unordentliche Auszeit von dem sterilen, weißen System des Krankenhauses.

Die Ärztin hatte weder gelacht noch zu argumentieren oder mich zur Vernunft zu bringen versucht. Sie hatte mich einfach genommen, wie ich war. Bei unserem nächsten Termin erzählte ich ihr von dem Kapitän und seinen andauernden Forderungen in meinem Kopf. Ich vertraute darauf, dass sie mich nicht auslachen würde. Wenn sie es in Ordnung fand, dass man bei Regenwetter spazieren ging, fand sie es ja vielleicht auch nicht dumm, wenn ich über den Kapitän redete. Sie tat es nicht. Sie nahm mich auch in diesem Punkt ernst. Und so lernten wir uns, ganz langsam, immer besser kennen.

Nach einer Weile erteilte sie mir die Erlaubnis, tagsüber für ein paar Stunden die Klinik zu verlassen und zur Schule zu gehen. Das war schön, aber auch anstrengend. Es *ist* anstrengend, eine geschlossene psychiatrische Station mit Fixierbetten und verschlossenen Türen zu verlassen und auf eine Welt der Schule mit Pulten, Büchern, Hausaufgaben und Smalltalk zu treffen. Das waren zwei verschiedene Planeten, die mehrmals täglich in meinem Kopf mit voller Wucht und lautem Knallen zusammenstießen und mich zutiefst verwirrt zurückließen. Ich musste unheimlich viel unter Kontrolle halten, mochte das aber trotzdem. Ich wollte lieber eine gesunde und eine kranke Welt haben, die ständig kollidierten, als nur eine kranke Wirklichkeit, die in ihrer Krankheit friedlich vor sich hin lebte. Die Konflikte in meinem Kopf musste ich ertragen, schließlich wollte ich, dass die Krankheit gestört wurde.

Eines Nachts war ich unruhig, ängstlich und wütend. Die Stimmen waren unzufrieden, der Kapitän stellte seine Forderungen. Ich musste mich kratzen, etwas zerstören, mich schlagen – die Stimmen in meinem Kopf wurden begleitet von einem durchdringenden, chaotischen Dröhnen, das einfach nicht aufhören wollte, sondern weiter und weiter lärmte, bis ich mich in wilder Panik gegen die Wand, den Boden, die Fenster, ja gegen alles warf, das ich fand. Ich wollte einfach nur weg, zerrte an meinen Haaren, um ein Loch aufzureißen, durch das das Chaos entschwinden konnte, kratzte mich auf der Brust, um einen Spalt zwischen meinen Rippen zu öffnen und so das Untier herausreißen zu können, das mein Herz fraß. Ich schrie verzweifelt und voller Wut, um das Dröhnen in meinem Kopf zu erschrecken, ich schrie aus Angst, weil die Welt um mich herum zusammenstürzte, und ich schrie vor Schmerz, bis ich mich nicht mehr zu schreien getraute und in stille Panik versank. Zwei Menschen hielten mich in meinem Kampf fest. Eine Krankenschwester, die ich sehr mochte, und meine Ärztin. Stunde um Stunde hielten sie mich, die ganze Nacht hindurch. Meine Leber hatte auf die Medikamente reagiert, die sie mir gaben. Die Nebenwirkungen waren so stark, dass ich vorläufig ohne chemische Hilfsmittel auskommen musste, und das Stadium, in dem Reden gut tat, war längst vorüber. Bestimmt haben wir in diesen Stunden trotzdem ein bisschen geredet, aber ich erinnere mich nicht mehr richtig, so viele andere haben so oft viel zu viel geredet. Woran ich mich jedoch erinnere, ist, dass die beiden da waren, dass sie bei mir saßen und ich meinen Kampf nicht allein ausfechten musste. Und ich weiß, dass sie bis tief in die Nacht hinein, in all den Stunden, in denen ich versucht habe, mich zu verletzen, nichts getan haben, um mir Schmerzen zuzufügen. Mich hat das überrascht. Sie wurden nicht wütend. Versuchten nicht einmal, mich dazu zu bringen »mich endlich zusammenzureißen«, indem sie mich hart anfassten. Im Gegenteil, sie gaben sich Mühe, mir nicht zu schaden und mir nicht wehzutun. Ich erinnere mich, dass die Ärztin der Schwester gezeigt hat, wie sie meinen Arm halten kann, um die »Bewegungen bereits im Ansatz zu stoppen«, so dass man »keine Kraft braucht und ihr nicht wehtun muss«. Ich verstand nicht, warum sie so viel Wert auf solchen Unsinn legte. Ich verdiente Schmerzen, ich wünschte mir Schmerzen, die Stimmen quälten mich, der Kapitän quälte mich, ich quälte mich und verstand deshalb nicht, warum sie sich solche Mühe gaben, mir nicht wehzutun. Es war dumm, es war idiotisch, es war unverständlich – und es war unendlich gut.

Irgendwann ließ das Chaos nach und ich konnte schlafen. Sie gingen, aber bevor sie mich allein ließen, sagte die Ärztin, dass sie am nächsten Morgen zur gewohnten Zeit zur Dienstbesprechung erscheinen müsse, obwohl sie die ganze Nacht auf den Beinen gewesen war, und dass sie deshalb auch von mir erwartete, dass ich wie gewöhnlich am nächsten Tag zur Schule ging. Ich tat es. Und das war keine Strafe, verlangte sie doch nur von mir, was sie auch von sich selbst verlangte. Stressbewältigung und Normalität, alles musste weitergehen. Für mich war das wie eine ruhig vorgebrachte Mahnung der

Hoffnung: Im Moment geht es schlecht, aber das geht vorüber. Morgen bist du wieder in der Schule. Das Leben geht weiter, auch nach schlimmen Krisen. Nein, das war keine Strafe. Es war eine Belohnung.

Ich war eigentlich zu jung für die Station, und meine Ärztin vergaß das nie. Ich war noch keine 18, und vermutlich wollte sie deshalb nicht, dass ich fixiert wurde, wenn ich unruhig war. Sie meinte, ich sei zu jung dafür, und sagte, sie sollten mich lieber festhalten, wenn das denn nötig sei. Kinder sollten nicht gefesselt werden. Ich glaube, das Pflegepersonal war nicht gerade glücklich darüber, schließlich bereitete ihnen das häufig Mehrarbeit, aber sie hielten sich trotzdem an ihre Vorgaben.

Später wurde ich häufig fixiert. Zu Beginn hatte mir das Angst gemacht, doch dann akzeptierte ich es. Es gab Sicherheit, nahm mir die Macht, mich selber zu verletzten, und zwang mir eine Pause auf. Ich mochte es nie, aber ich verstand es. Trotzdem bin ich froh darüber, dass mir das Fixierbett bei der ersten Einweisung erspart geblieben ist. Denn ich war erst 17, und Siebzehnjährige können so groß sein, wie sie wollen, sie sind trotzdem eigentlich ziemlich klein.

Ich wünschte mir, auf der Station zu bleiben. Ich hatte es gut dort, und ich spürte, dass ich gut behandelt wurde. Aber es war eine Station für akute Fälle, und so wurde ich bald an einen anderen Ort verlegt, einen Ort, der, wie sie sagten, besser für mich sei, mit guten Leuten und vielen Ressourcen. Sie sagten, ich würde dort eine perfekte Behandlung bekommen und es gut haben. Auf dieser neuen Station begegnete ich dann Macht, Kampf und Strafe. Dort fassten sie mich hart an und kämpften einen unsinnigen Kampf, damit ich endlich gehorchte. Sie waren der Meinung, mich mit Schmerzen zur Ruhe zwingen zu können, wenn ich unruhig war, und glaubten, dass ich schon klein beigeben würde, wenn es nur weh genug tat. Natürlich war das eine wahnwitzige Theorie. Vielleicht mit Ausnahme einer raschen Ohrfeige gegen Hysterie hat physischer Schmerz keinerlei positiven Effekt bei Angst. Oder vielleicht doch, man wird immer ängstlicher, nicht ruhiger. Eigentlich sollte das vollkommen klar sein, aber trotzdem verstanden sie es nicht. Abends weinte ich still unter der Decke und vermisste das frühere Pflegepersonal und meine Ärztin. Ich schämte mich für meine Trauer, denn ich wusste, dass sie nur ihren Job gemacht hatten, dass ich keine persönliche Beziehung zu ihnen hatte und damit auch keinen Anspruch darauf, sie zu vermissen. Ich tat es aber trotzdem. Ich trauerte über den Verlust und trug die Erinnerung wie eine Preziose mit mir herum.

Auf der neuen Station waren sie allem Anschein nach der gleichen Meinung wie meine Stimmen: Ich verdiente das Schlimmste. Ich verstand das besser als Freundlichkeit, erinnerte mich aber trotzdem voller Hoffnung an jenen Ort, an dem sie der Meinung gewesen waren, ich hätte etwas anderes verdient. Geglaubt hatte ich ihnen nie, aber trotzdem gab die Erinnerung mir Trost.

In der psychiatrischen Betreuung von Kranken gibt es oft einen unklaren Zusammenhang zwischen dem, was wir tun, und dem, was wir sagen. Als ich krank war, musste ich erleben, wie ich mit Gewalt von der Polizei zu Hause abgeholt und an einen Ort gebracht wurde, an dem ich absolut nicht sein wollte. Ich wurde eingesperrt, gefilzt und fast all meiner Sachen beraubt. Mir wurde gesagt, dass alles, was ich glaubte und dachte, nicht wahr wäre und dass ich erst wieder rauskommen würde, wenn ich das einsah. Ich musste eine Unmenge von Regeln und Restriktionen akzeptieren, unter anderem was Telefonate, Besuche, Radio und Fernsehen oder den generellen Kontakt zu anderen Menschen anging.

Sie taten das, um mir zu helfen, und manchmal sind harte Maßnahmen notwendig, um Menschen vor sich selbst zu schützen. Trotzdem habe ich Schwierigkeiten daran zu glauben, dass solche Maßnahmen dazu geeignet sind, Vertrauen zu schaffen, ein Gefühl von Sicherheit und Offenheit. »Wir haben dich mit Gewalt genommen, dich eingesperrt und bestimmen nun voll und ganz über dein Leben – jetzt entspann dich und vertrau uns, du bist unendlich wertvoll, wir kümmern uns um dich und wollen nur dein Bestes.« Irgendwie passt das nicht zusammen und würde in keinem anderen Zusammenhang jemals akzeptiert werden. Niemand verlangt von Entführten, ihren Kidnappern zu vertrauen. Niemand erachtet es als selbstverständlich, dass Verbrecher in einem entspannten Gespräch mit der Polizei offen und vertraulich über ihre Taten reden oder dass politische Gefangene widerstandslos die Meinung des Diktators annehmen. Wie können wir dann erwarten, dass verwirrte, verletzbare, ängstliche und misstrauische Menschen, die bekanntermaßen Schwierigkeiten haben, ihre Gedanken zu organisieren und soziale Zusammenhänge zu verstehen, begreifen, dass wir nur ihr Bestes wollen, wenn wir ihnen so wehtun? Und trotzdem tun wir es. Weil wir einfach vergessen, die Welt aus einem anderen Blickwinkel zu sehen. *Wir* wissen ja nur allzu gut, was wir beabsichtigen und tun wollen, wir wissen, dass wir den aufrichtigen Wunsch haben, zu helfen und nicht zu schaden. Wir erachten es als so selbstverständlich, dass es die Verschwörung nicht gibt und dass die Wölfe, die Marsmenschen, die brüllenden Stimmen nicht existieren. Dabei vergessen wir nur zu schnell, dass unsere Wahrheit, auch wenn wir Recht haben, nur von geringem Wert ist, wenn wir sie nicht mit dem anderen teilen. Es ist ohne Bedeutung, dass ich weiß, wie ich dir helfen kann. Wenn es mir nicht gelingt, dich davon zu überzeugen, wirst du mir trotzdem nicht vertrauen. Man kann niemanden dazu zwingen, Vertrauen zu haben. Sich sicher zu fühlen kann man nicht befehlen. Vertrauen müssen wir uns verdienen. Und Sicherheit empfinden wir Menschen für gewöhnlich im Umgang mit anderen Menschen. Ich habe nie verstanden, wenn sie gesagt haben, »sie wollen nur mein Bestes«, schließlich sei das ja ein »Krankenhaus«. In dieser Zeit war ich bereit zu akzeptieren, dass Wölfe über den Flur rannten, und zwar sowohl in der Schule als auch im Krankenhaus, und ich nahm täglich Befehle von unsichtbaren, persönlichen Diktatoren entgegen. Abstrakte Begriffe und Bedeutungen wie »ein Krankenhaus, ein Ort, an dem man behandelt wird«, ergaben für mich schon lange keinen Sinn mehr. Ich wusste, dass andere Menschen in Krankenhäusern Hilfe fanden. Aber ich wusste auch, dass all die üblichen Regeln nicht mehr galten. Ich konnte nicht mehr auf das Generelle oder Abstrakte vertrauen, denn die Welt war für mich schon lange nicht mehr so, wie sie sein sollte. Das Einzige, an das ich mich halten konnte, waren die Begegnungen mit Menschen. Natürlich war es einfacher, an einem Ort Ruhe zu finden, wo ich früher schon einmal gut behandelt worden war, als an einem Ort, mit dem ich schlechte Erinnerungen verknüpfte. Doch wenn es hart auf hart kam, zählte nur der Augenblick, und ein guter – oder schlechter – Eindruck konnte sich durch den direkten Kontakt zu einem einzelnen Menschen vollkommen ändern.

Der schwedische Psychologe Alain Topor hat intensiv darüber geforscht, wie Menschen mit einer ernsten psychischen Erkrankung wirklich geholfen werden kann, ihren Zustand zu verbessern (Borg und Topor 2003, Topor 2004). Er hat den ebenso simplen wie genialen Ansatz gewählt, Menschen aufzusuchen, die ernsthaft erkrankt waren, denen es inzwischen aber wieder besser ging, wenn sie nicht sogar als geheilt galten. In Interviews erkundigte er sich, was diesen Menschen am meisten geholfen hatte. Eine der wichtigsten Antworten, die er bekam, war, dass die Befragten Ärzte oder Pflegepersonal getroffen hatten, die bereit gewesen waren, über den vorgegebenen Rahmen hinauszugehen, um ihnen das Gefühl zu geben, respektiert und verstanden zu werden.

Viele erzählten von ganz alltäglichen Dingen: ein Pfleger, der einem Patienten eine warme Decke über die Schultern legt, eine Tasse Tee, wenn man weinte und ängstlich war. Andere sprachen von Zeit und Ansprechbarkeit – von Personal, das das Gespräch priorisierte, auch wenn andere Dinge auf der Station eigentlich Vorrang hatten. Auch das Gefühl von Gleichwertigkeit wurde angesprochen, zum Beispiel wenn eine Pflegekraft oder ein Arzt ein Geschenk annahm, unabhängig davon, ob der Akt der Schenkung ganz konkret oder rein symbolisch war. Wieder andere sprachen von der Wichtigkeit klarer Regelverstöße: von Klinikmitarbeitern, die mit einem Patienten sprachen, ohne darüber Protokoll zu führen, oder von Therapeuten, die die übliche Praxis missachteten und einen Patienten weiterbehandelten, obgleich sie die Arbeitsstelle gewechselt hatten. Topor hat all diese Antworten aufaddiert und ist zu dem Schluss gekommen, dass es vorrangig darauf ankommt, sich auserwählt zu fühlen, gesehen und respektiert zu werden, und ein Gefühl von Gegenseitigkeit zu entwickeln. Wie in »normalen« sozialen Beziehungen, in denen Menschen offen und ehrlich aufeinander zugehen. Eigentlich ist das ganz einfach: Wir mögen es nicht, als typischer Repräsentant einer Gruppe behandelt zu werden, wir wollen als das Individuum erkannt werden, das wir sind. Muss das Selbstwertgefühl gestärkt werden, hilft es ungemein, sich auserwählt und einzigartig zu fühlen.

In *Die Langerudkinder* schreibt Marie Hamsun über eine Geschwisterschar, die mit ihrer Mutter im Sommer auf eine Alm geht. Der Älteste, Ola, wird gebeten, Wasser zu holen. Da seine Mutter ihn dabei stört, wie er gerade etwas anderes tut, ist er über diesen Auftrag nicht gerade begeistert. Etwas wohlwollender wird er, als seine Mutter verspricht, ihm am Abend zum Dank einen Rahmbrei zu kochen. Schließlich nimmt er die Eimer und geht zur Quelle. Gleich darauf macht er aber wieder kehrt, geht zurück in die Küche und fragt seine Mutter, ob nur er den Brei bekommen würde oder seine Geschwister auch? Die Mutter antwortet, dass sie natürlich vorgehabt hatte, für alle Brei zu kochen, und begründet dies mit all den anderen Aufgaben, die seine Geschwister übernommen hätten. Ola erkennt das nur widerwillig an, denn ein »Rahmbrei hätte doch so viel größere Bedeutung, wenn die anderen herumstünden und ihn beneideten«.

Es ist nicht das Gleiche, ob man auserwählt ist oder nur ein Teil einer Gruppe ist, und wie Topors Informanten zeigen, kann man diesen Faktor therapeutisch nutzen, um das Verhalten und das Selbstwertgefühl der Patienten zu fördern. In Polikliniken und an anderen Orten, wo Therapeuten und Patienten sich individuell begegnen, kann das von großem Nutzen sein. Auf offenen Stationen und in Tageszentren ist das bedeutend schwerer, denn Olas Mutter hat schließlich auch recht: Man muss auf den Einzelnen Rücksicht nehmen, aber das heißt nicht, dass man die anderen vernachlässigen darf. In einer idealen Welt wäre es natürlich so, dass jeder der Auserwählte von jemandem ist, dass die Angestellten unter den Patienten ganz unterschiedliche Favoriten haben und dass jeder Patient für mindestens einen der dort arbeitenden Angestellten der wichtigste ist, der speziell Auserwählte. Nach meiner Erfahrung enpricht die Wirklichkeit aber nicht diesem Ideal. Vielmehr ist es häufig so, dass ein Großteil des Personals die gleichen Patienten mag, darüber hinaus gibt es Patienten, die zeitweise Probleme machen und die nur einige mögen, und es gibt solche, die niemandem wichtig sind. Sie werden gepflegt und behandelt und bekommen Essen, aber sie sind nicht auserwählt, sondern einfach nur da. Auch ich war einmal die junge, frisch erkrankte Patientin mit den »spannenden« Symptomen und den großen sprachlichen Fähigkeiten. Als ich zu den Auserwählten gehörte, von vielen gemocht und bevorzugt wurde, erhielt ich mehr Zeit, Zuwendung, Spaziergänge, Aufmerksamkeit und Interesse als meine Mitpatienten. Ich habe es aber auch erlebt, die alte, chronisch kranke, unter starken Medikamenten stehende Patientin zu sein, für die es kaum Hoffnung gab und der nur wenig Zeit geschenkt wurde. Als diese war ich von niemandem auserwählt und stand nicht einmal für meine direkte Ärztin oder Kontaktperson im Mittelpunkt. Ich erhielt sehr wenig und definitiv keine Sonderrationen, bekam nichts, was mich auf die Idee hätte bringen können, mich als etwas Besonderes zu fühlen. In dieser Zeit war ich nur ein Teil der Kulisse, eine derjenigen, vor denen die Auserwählten sich abheben konnten. Die Welt ist hart, das Leben brutal, damit müssen wir leben. Aber trotzdem denke ich, dass es therapeutisch nicht ganz richtig ist, Olas Selbstwertgefühl zu stärken, indem man seinem Bruder weniger gibt und sie beide den Unterschied spüren lässt. Da sollten wir lieber andere Lösungen finden.

Topors Informanten betonen auch, wie wichtig es sein kann, dass das Personal bereit ist, mitunter auch von den normalen Routinen abzuweichen und etwas Spezielles zu tun oder sogar die Regeln zu brechen. Das ist eine wichtige Information: Zum einen sagt sie uns, dass es tatsächlich Menschen gibt, die so handeln, und dass dies von einem Teil der Patienten als positiv erachtet wird. In gewisser Weise hängt das sicher mit dem Gefühl zusammen, etwas Besonderes zu sein – man weiß ja, dass ein Arzt so etwas nicht für alle tun kann –, woraus sich Sicherheit und das gute Gefühl ableitet, ernst genommen zu werden. Andererseits ist es immer ein bisschen beängstigend, wenn sich Einzelpersonen über die Regeln hinwegsetzen und ihren eigenen Weg gehen. Das kann der Anfang von etwas Tollem sein, eine Revolution – große und wichtige historische Fortschritte hatten ihren Ausgangspunkt oft in der Bereitschaft eines Einzelnen, etwas zu wagen und neue Wege zu gehen. Es kann aber auch der Anfang von etwas Negativem sein, auch Verbrechen und Übergriffe beginnen damit, dass ein Einzelner denkt, die gewohnten Regeln seien nicht für ihn gemacht oder eine bestimmte Situation rechtfertige einen Gesetzesübertritt. Vielleicht käme es als Regel in Frage, dass solche Regelverstöße dann okay sind, wenn sie aus Rücksicht auf einen Patienten nach gründlicher fachärztlicher Abwägung und in direktem oder indirektem Einverständnis mit dem Patienten geschehen. Aber Therapeuten sind auch nur Menschen und können Situationen falsch einschätzen. Eine Kollegin erzählte mir einmal, dass sie eine Zeitlang, als sie Probleme mit ihrem Wagen hatte, nach der Arbeit mit einem Patienten nach Hause fahren konnte. Für die Therapeutin war das gut, kam sie doch auf diese Weise abends nach Hause und ihr Patient empfand es als eine Aufwertung seines Eigenwertes – er war wichtig für seine Therapeutin, außerdem hatten sie so während der Fahrt noch etwas mehr Zeit zusammen. Nach einer Weile wurde der Therapeutin aber bewusst, dass dieses Arrangement sie zu sehr beeinflusste. Sie bevorzugte den Patienten bei der Terminvergabe und war gerade zum Ende der Sitzungen mit ihm sehr vorsichtig in Bezug darauf, welche Themen sie ansprach, was letztlich dazu führte, dass sie eine andere Lösung für ihr Transportproblem suchte.

Andere Studien widmen sich der sexuellen Beziehung zwischen Therapeuten und Patienten. Therapeuten, die eine solche Beziehung mit einer Patientin eingegangen sind, geben häufig vor, dies aus Rücksicht auf die Patientin getan zu haben, weil sie sexuelle Bestätigung gebraucht habe oder ihr Selbstwertgefühl gestärkt werden musste. Gleichzeitig zeigen Forschungsergebnisse, dass vierzig Prozent der Patienten, die sexuellen Kontakt mit ihrem Therapeuten hatten, danach schlechter über sich denken als zuvor, dass fünfzig Prozent unter Albträumen und Angstattacken leiden und achtzig Prozent unter Schuldgefühlen und Selbstmitleid (Cordt-Hansen, Johansen, 2006). Es ist nicht sicher, dass etwas tatsächlich zum Besten des Patienten ist, nur weil der Therapeut dies so sieht.

Eine meiner Therapeutinnen hatte zeitweise sehr flexible Grenzen zwischen ihrem Privatleben und ihrer professionellen Tätigkeit. Ich durfte zu ihr nach Hause, und wir unternahmen sogar in der Freizeit etwas zusammen. Ich lernte ihre Familie kennen. Es war angenehm, ich selbst wollte das so, und es machte mir Spaß, auf jeden Fall zu Beginn. Gleichzeitig verwässerte unsere Beziehung dadurch aber, sie wurde unklar, und aus der Therapie wurde eine Art Quasifreundschaft. Für eine richtige Freundschaft war das Machtverhältnis viel zu unausgewogen. Die Beziehung zwischen Therapeut und Patient ist nie gleichwertig, der Therapeut wird immer mehr Macht haben als der Patient, ob man das nun will oder nicht. Meiner Meinung nach sollte man diesen Unterschied ganz offen eingestehen. Tut man so, als wäre man ebenbürtig, weist man die formelle Verantwortung von sich, während die informelle Macht weiterhin besteht. Ein solches Vorgehen kann schnell negative Auswirkungen und unvorhersehbare Folgen haben, etwa dass eine Maßnahme nicht aufbauend, sondern im Gegenteil zerstörerisch wirkt, ohne dass dies jemals so beabsichtigt gewesen wäre.

Außerdem ist es viel zu einfach, sozialen Kontakt mit einem Therapeuten zu haben – wenn er sich denn darauf einlässt. In meinem Fall sprach meine Therapeutin oft davon, dass »wir zwei richtig dachten«. Wir waren es, die etwas verstanden hatten, und es galt, »wir zwei gegen die anderen, die nichts kapierten«. Irgendwo in mir spürte ich jedoch, dass das nicht wahr sein konnte. Trotzdem verdrängte ich das ganz bewusst. Indem ich beschloss, ihr zu glauben, dass all die anderen nichts verstanden, brauchte ich mich nicht weiter mit meiner Angst auseinanderzusetzen, um mich ihnen zu nähern. Ich tat das aus freiem Willen, denn dieses Vorgehen war einfach und angenehm und gab mir vordergründig Sicherheit. Aber es war nicht echt. Und ich lernte dadurch nichts, was ich wirklich gebrauchen konnte. Es half mir weder zurück in die Welt, noch baute es mein Netzwerk noch mich persönlich irgendwie auf. Und irgendwann musste ich mich dann natürlich doch von dieser Therapeutin lösen und mich meiner Umgebung nähern. Das war eine zwingende Notwendigkeit, um weiterzukommen, und damit etwas, das ich schon viel früher hätte tun sollen. Nur dass ich es jetzt allein tun musste, ohne eine stützende Therapeutin an meiner Seite, denn die Art von Kontakt, wie wir ihn hatten, konnte man nur komplett abbrechen. Anfangs war dieser Kontakt und alles damit Verbundene äußerst verlockend und angenehm, doch ich habe dadurch Zeit verloren und wichtige Sachen nie gelernt. Es ist in dieser Welt leider so, dass sich viele Lösungen, die anfangs einfach und gut erscheinen, im Nachhinein als falsch erweisen. Und ich erkenne mich in den Forschungsergebnissen wieder: Achtzig Prozent leiden unter Selbstmitleid. Ich denke, dass solche Grenzübertritte nicht unbedingt sexueller Natur sein müssen, um Schamgefühle hervorzurufen. Es gibt in den zwischenmenschlichen Beziehungen genug andere Probleme, und die Entwicklung einer Quasifreundschaft auf freiwilliger Basis verschleiert häufig das Machtgefälle. Denn in einer Therapie ist immer der Therapeut der Mächtige, der deshalb auch die Verantwortung trägt.

Viele meiner Patienten haben sehr kleine persönliche Netzwerke und nur einen begrenzten sozialen Umgang. Häufig sind ihre Ressourcen auch in anderer Hinsicht begrenzt, zum Beispiel ökonomisch. Aber diese Bedürfnisse gehören nicht direkt zu meinen Aufgaben. Ich gebe meinen Patienten kein Geld, wenn sie vorgeben, pleite zu sein; ich vermittle Kontakte zu Sozialämtern, damit sie die Unterstützung bekommen, die ihnen zusteht, oder damit sie jemanden finden, der ihnen hilft, über ihre Einkünfte zu verfügen, sollte das das Problem sein. Ebenso wenig bin ich für die Freundschaftsbedürfnisse meiner Patienten zuständig, für die Nähe zu anderen Menschen und ihr persönliches Netzwerk. Indirekt kann ich das natürlich beeinflussen, indem ich Kontakte vermittle und mit den Patienten über ihre Entbehrungen rede, darüber, was sie sich wünschen, vor was sie Angst haben und was sie daran hindert, endlich loszulegen. Mein Job besteht nicht darin, Fisch zu servieren, sondern ihnen das Fischen beizubringen.

Man sollte deshalb dem Gedanken, Regeln aus therapeutischer Hinsicht »legal« zu brechen, skeptisch gegenüberstehen und stattdessen betonen, wie wichtig es ist, sich dem einzelnen Menschen zu widmen und nicht nur für das System zu arbeiten. Zum Glück kann man auch innerhalb des erlaubten Rahmens kreativ und flexibel sein. Viele der Menschen, an die ich mich mit Freude erinnere, sind eben genau jene, die es gewagt haben, kreativ zu sein; die mich gesehen haben und bereit waren, einen kleinen Schritt weiterzugehen; die nicht den ganzen Abend im Arztzimmer verbrachten, sondern mit uns zusammen waren; die Sachen von zu Hause mitbrachten, Bücher, Musik, Bastelmaterial, Spiele, und die diese Dinge, ihre Zeit und ihre Interessen mit uns geteilt haben. Ich erinnere mich an den Studenten auf der psychiatrischen Station, der bemerkt hat, wie sehr ich mich für Psychologie interessierte und der mir sein Fachbuch geliehen hat. Es war einfach nur ein Buch über die Grundlagen, das nichts enthielt, was mich verängstigen oder verwirren konnte. Ich habe später in meiner Krankenakte gelesen, dass er korrekt und respektvoll über sein Tun berichtet hat: »Die Patientin zeigte Interesse für mein Lehrbuch und durfte es sich deshalb ausleihen. Sie schien Freude daran zu haben.« Keine Deutung, kein Ins-Lächerliche-Ziehen, einfach nur eine sachliche Information über das, was er getan hatte, seine Beweggründe und seinen ersten Eindruck von dem erzielten Resultat. Er hielt sich an die Regeln, war aber trotzdem flexibel. Er hat mich gesehen, meine Bedürfnisse erkannt und im Umgang mit mir seinen Verstand eingesetzt. Dabei war er gleichzeitig aber auch klug und offen genug, so dass die anderen die Möglichkeit hatten, sein Verhalten zu überprüfen. Er hat an diesem Abend das Richtige getan. Und hätte sich diese Entscheidung doch als falsch erwiesen, wäre das bemerkt worden, denn er hatte für uns beide ein Fangnetz aufgespannt, gewoben aus der Sicherheit, die darin lag, alle anderen zu informieren.

Auf gleiche Weise, wie es möglich ist, innerhalb des Regelwerks kreativ und entgegenkommend zu sein, ist es natürlich auch möglich, gefühlskalt und arrogant zu sein. Viel hängt davon ab, welche Einstellung man zu anderen Menschen hat. Vor einiger Zeit lud mein lokales Sozialamt zu einer Veranstaltung, bei der Langzeitarbeitslose über ein Umschulungsprogramm mit unterschiedlichen Studienrichtungen informiert werden sollten. Die Veranstaltung war für alle Arbeitssuchenden gedacht und wurde von Einzelgesprächen begleitet, um die Umschulungsplätze auf bestmögliche Weise zu verteilen und die Arbeitslosen individuell beraten und über ihre Möglichkeiten informieren zu können. Im Prinzip eine gute Maßnahme mit dem Ziel, durch die Kombination von genereller Information mit individueller Beratung die Menschen bestmöglich wieder ins Erwerbsleben zu integrieren. Trotzdem ging es schief. Es gab nicht genug Sachbearbeiter, um die individuellen Beratungen durchzuführen, so dass die Menschen im Warteraum sitzenblieben und eben genau das taten – warten. Die Veranstaltung begann um 9.00 Uhr. Um 16.00 Uhr warteten noch immer zahlreiche Menschen auf ihr Gespräch. Sie saßen das ganze Wochenende dort, ohne gehen zu können. Denn wären sie gegangen, hätten sie jede Möglichkeit verspielt, an einem solchen Kurs teilzunehmen und damit in ein Programm zu kommen, das ihnen weiterhelfen konnte. Also blieben sie dort sitzen. Als die Lokalzeitung später den Amtsleiter mit den Geschehnissen konfrontierte, antwortete dieser, er sehe das Problem eigentlich gar nicht – die Teilnehmer hätten ja schließlich keine Arbeit und deshalb auch nichts zu verlieren, wenn sie ein bisschen warteten (*Glåmdalen*, 26.08.2005). Anders ausgedrückt bedeutete das: »Arbeitest du nicht für Geld, ist deine Zeit auch nichts wert.« Und damit hatte man – ohne darüber nachzudenken – das exakte Gegenteil von dem kommuniziert, was man eigentlich beabsichtigt hatte.

Langzeitarbeitslose leiden häufig unter geringem Selbstbewusstsein und brauchen alle nur erdenkliche Unterstützung, um wieder zurück in das Erwerbsleben zu finden. Bei denjenigen aber, die an jenem Tag all die Stunden in diesem kleinen Raum saßen, ohne Essen und Trinken und ohne die Möglichkeit, selbstständig über sich und ihren Tag zu entscheiden, musste meiner Meinung nach der Eindruck entstehen, dass die Gesellschaft gar nicht die Absicht hat, ihnen weiterzuhelfen, da sie eben nichts wert waren.

Eine der Arbeitssuchenden schrieb ein paar Tage später in einem Leserbrief an die Zeitung, dass sie an diesem Tag durchaus andere Verabredungen gehabt habe, darunter wichtige Vereinbarungen, die sie wegen des Wartens aber abgesagt habe. Sie hatte den Eindruck bekommen, gemeinsam mit einer Gruppe in einem Käfig eingesperrt worden zu sein und noch froh darüber sein zu müssen, sich in den Räumen des Sozialamtes aufhalten zu dürfen. Das Ganze war als Erfolgsgeschichte geplant – »Fünfzig Arbeitslosen konnte ein Umschulungsplatz vermittelt werden!« –, geriet aber zu einem traurigen Debakel. Es reicht nicht, dass wir es gut meinen, wir müssen es auch auf eine Weise vermitteln, die gut tut.

Auch hier passen Topors Forschungsergebnisse: Es geht darum, ernst genommen und wie ein Mensch behandelt zu werden, nicht wie ein Patient oder ein Arbeitsloser, sondern wie ein Individuum. Das Wort Respekt stammt aus dem Lateinischen und setzt sich zusammen aus den Wörtern »re« und »spektare«. »Re« bedeutet »noch einmal« und »spektare« »sehen«, das ganze Wort »Respekt« bedeutet damit in etwa so viel wie »noch einmal sehen«. Sich nicht vom ersten Eindruck, von Vorurteilen oder stigmatisierenden Kategorien täuschen lassen. Andere nicht wie einen »Arbeitslosen«, wie eine »alleinerziehende Mutter« oder wie eine »Schizophrene« zu behandeln, sondern noch einmal einen Blick hinter die Kulissen zu werfen, hinter die Schablonen, um den Menschen zu sehen, um den es geht, und herauszufinden, wie man gerade diesem speziellen Individuum begegnen muss. Und es geht darum, noch ein weiteres Mal darüber nachzudenken, was für uns wirklich wichtig ist und dieses Wichtige dann mit dem Respekt zu behandeln, den es verdient.

Rosen sind ohne Zweifel unnütze Pflanzen. Sie sind schwer anzubauen und brauchen ungeheure Pflege, speziellen Dünger und Schutz, damit sie Blüten treiben. Sie gehen in unserem Klima gerne ein und zählen zweifelsohne nicht zu den sicheren Geldanlagen. Auch ihr Nährwert ist äußerst gering und der medizinische Nutzwert gleich null. Verglichen mit Brennnesseln, die viel Eisen und andere Nährstoffe beinhalten, sind Rosen wirklich deutlich im Hintertreffen, ganz zu schweigen von einem Vergleich mit Kartoffeln oder Rüben.

Trotzdem bin ich froh darüber, dass es Rosen gibt. Die Tatsache, dass sie selten sind, zart und zerbrechlich, macht sie besonders wertvoll. Brennnesseln findet man überall. Sie wachsen bereitwillig, verbreiten sich leicht und brauchen keine Unterstützung. Tue ich nichts, ist mein Garten bald von Brennnesseln übersät. Um aber eine Rose zu bekommen, muss ich arbeiten. Für Vertrauen und Freundschaft sind Rosen wichtig, gerade weil sie nicht leicht wachsen und gedeihen, weil sie Zeit erfordern und weil sie schön sind. Denn Rosen sind schön. Die sorgsam platzierten Blätter, der Duft und die Farben tun meinem Herzen gut. Sie sprechen mit mir und erzählen mir, wie unglaublich es ist, dass etwas derart Schönes aus einem dornigen Busch entspringen kann, der in der kargen Erde wächst. Sie helfen mir, mich daran zu erinnern, was wirklich wichtig ist. Ebenso wie meine Ärztin das getan hat, als sie mich in den Regen gehen ließ oder mich voller Fürsorge die ganze Nacht gehalten hat. Sie hat nicht viel gesagt, aber was sie getan hat, sprach so deutlich zu mir, dass ich es nicht missverstehen konnte. Die Stimmen konnten brüllen, so laut sie wollten. Der Kapitän konnte heulen und meine Selbstverachtung mich in verzweifelter Wut gegen Wände und Fußböden schleudern. Trotzdem hörte ich, was ihre Hände sagten: Du bist es wert, sanft angefasst zu werden. Geschont zu werden. Du bist es wert, dass man Zeit investiert, um zu dir zu gelangen. Ich glaubte das nicht. Ich erwiderte nichts und fuhr mit meiner Selbstverletzung fort. Aber gehört habe ich es trotzdem. Und das hat einen verborgenen Winkel meines Herzens dazu gebracht zu lächeln.

Lichtbringer

Dunkler, dunkler Dezember.
Schwarzer Morgen,
schwarzes Herz,
weiße Klinik.

Und dann kommt er hereingeschneit,
der Klinikkindergarten in weiße Tücher gehüllt,
mit Glitter im Haar, batteriebetriebenen Kerzen,
silbernen Körbchen
und Pfefferkuchen.

Ein Kind ward in Bethlehem geboren, sangen sie,
und ich dachte
– na und?
und blickte auf ein kleines Sternenmädchen,
dessen Licht verloschen war.

Erst hielt es sein Licht zu dem Sternenjungen rechts
von ihr.
Glühbirne an Glühbirne, doch nichts geschah.
Dann versuchte es sein Glück links von ihm.
Glühbirne an Glühbirne
– und das Licht ging an.

Bestimmt die Batterie,
sagte mein Kopf.
Doch als sie das nächste Lied anstimmten,
»Ein Licht auf kargen Höhen brennt«,
sah ich in ihre Augen.

Das Licht strahlte glitzernd
aus dem Glauben, den es in den Händen hielt.
Und ich dachte, dass jetzt vielleicht auch
auf den kargen Höhen ein Licht brannte.
Ich meine, es ist nicht so einfach
zu behaupten, dass etwas unmöglich ist,
nachdem eine Dreijährige dir gezeigt hat,
dass *alles* möglich ist.

Ich werde sie niemals vergessen. Sie war winzig, viel kleiner als die anderen Sternenkinder, die neben ihr standen. Sie hatte glänzende, schwarze Haare und der Blick ihrer leicht schräg stehenden Augen war ungemein zielstrebig und konzentriert. Sie wollte ihre Lampe wieder ankriegen, und sie bekam sie, wider alle Vernunft, tatsächlich an. Sie war zu klein, um zu verstehen, dass das, was sie da versuchte, unmöglich war, und zeigte keine Überraschung, als ihre Lampe plötzlich wieder brannte. In ihrem Blick war einzig Zufriedenheit darüber zu erkennen, dass sie es geschafft hatte. Ich saß ganz hinten im Zimmer und hatte eigentlich nicht die geringste Lust gehabt, zu dieser Veranstaltung zu kommen. Ich war wieder in eine Klinik eingewiesen worden, in dieser gab es mehrere Stationen für Alte und eine für Menschen mit langwierigen, psychischen Leiden. Ich war müde, resigniert und traurig und freute mich nicht im Mindesten auf Weihnachten, so dass ich weiß Gott keine Lust hatte, mir von so süßen Kleinen vor Augen halten zu lassen, was alles ich niemals mehr erreichen würde. Das Personal sah aber keinen Anlass, warum ich auf meinem Zimmer bleiben sollte, weshalb ich schließlich doch ganz hinten im Aufenthaltsraum saß und alles versuchte, um nicht an Schule, Kinder, Familie, Weihnachten und Weihnachtsvorbereitungen zu denken. Vielleicht habe ich deshalb bemerkt, was sie da versucht hat – ich weiß nicht, ob irgendeinem der anderen das überhaupt aufgefallen ist. Sie war so natürlich, so freiheraus, ihre ganze Handlung hatte nichts Sensationelles – jedenfalls nicht für sie. Als sie auf ihren sehr weißen Strümpfen wieder aus dem Raum lief, war ich noch immer nicht in Weihnachtsstimmung. Ich war aber daran erinnert worden, dass Wunder geschehen können, und dies so zuverlässig und beiläufig, dass man sie kaum mehr bemerkte, ja so natürlich, dass man sie übersah, wenn man nicht ganz genau hinschaute. Und ich war daran erinnert worden, wie notwendig es ist zu glauben und in diesem Glauben auch zu handeln. Wenn die Kleine da nicht voll und ganz daran geglaubt hätte, dass es möglich ist, eine Glühbirne wieder zu entfachen, indem man sie an eine andere hält, hätte sie es nie versucht. Und dann hätte sie kein Licht bekommen.

Glauben kann so viel sein. Glaube kann wie Hoffnung aussehen, doch wo die Hoffnung sich etwas wünscht, bringt der Glaube *Gewissheit*. Hofft man, träumt man davon, dass die Dinge sich ändern, glaubt man, handelt man in der Gewissheit, dass sie sich ändern werden. Ich habe es niemals geschafft, daran zu glauben, dass ich wieder gesund werde. Ich habe es lange gehofft, aber geglaubt habe ich es nicht. Auch ist es mir nicht gelungen, an andere Menschen zu glauben. Sie waren so schwer zu verstehen, und immer gab es so viel Unsicherheit, so viele Missverständnisse. Und an mich selbst glaubte ich so gut wie nie. Meinem Kopf konnte ich nicht mehr trauen, ebenso wenig meinen Handlungen. Ich konnte nie damit rechnen, dass ich hinbekam, was ich mir wünschte, oder sein ließ, was ich nicht wollte. Ich war mein ärgster Feind geworden – und wer vertraut schon seinem Feind?

Trotzdem glaubte ich. Ich habe einen Kinderglauben, der mich schon seit meiner Kindheit begleitet. Ich glaube an einen lieben Gott, einen Gott, der in guten und schlechten Tagen bei einem ist und der auch immer da sein wird. Ganz gleich ob ich nun gesund würde oder nicht. Gesund zu werden, war in meinem Traum nicht das Wichtigste, wenn ich auch hin und wieder darum bat. Weit wichtiger war es mir, die Gewissheit zu haben, dass es *ihn* wirklich gab. Egal. In Hesekiel 34, 16 steht: »Ich will das Verlorene (Schaf) wieder suchen und das Verirrte wiederbringen und das Verwundete verbinden und des Schwachen warten; aber was fett und stark ist, will ich vertilgen und will es weiden mit Gericht.« Diese Stelle der Bibel mochte ich sehr gern. Es fiel mir leicht, mich mit Schafen zu identifizieren, auch wenn ich wusste, dass ich nicht wirklich eines war, sondern nur ein Leben wie ein Schaf führte. Viel größere Bedeutung aber hatte ein anderer Aspekt. Die Schwachen sollen Fürsorge erhalten, die Starken Möglichkeiten. Wenn ich krank bin, ist das okay. Solche Worte brauchte ich, lebte ich doch in einer Wirklichkeit, in der der Kapitän und meine Selbstverachtung mich jedes Mal straften, wenn ich schwach war und mir etwas nicht gelang. Zugleich hatte ich Angst, notwendige Behandlungen nicht zu erhalten und keinen Zugang zu sozialen Netzwerken zu bekommen, wenn ich zu gut funktionierte und alles schaffte. Ich hatte Angst, zu versagen, und Angst, etwas zu schaffen. Vielleicht glaubte ich nicht wirklich an all diese Worte, jedenfalls nicht so, dass ich danach zu leben bereit war, aber sie taten mir gut.

Sie trugen so viel Gnade in sich, und Gnade war ein wohltuender Gegensatz zu den wütenden und nie enden wollenden Forderungen des Kapitäns. »Es ist nicht so wichtig, was du tust«, las ich. »Du wirst trotzdem geliebt.« Wunderbar. Außerdem war es gut, zu wissen, dass es etwas gab, das größer war als ich. Ich hatte den Überblick total verloren, wusste, dass überall nur Chaos war, und da tat es gut, sich vorzustellen, dass Er vielleicht verstand, was hier vor sich ging.

Wenn ich darüber nachdenke, ist mein Glaube von Gnade geprägt, von der Idee von Freiräumen und Akzeptanz. Es gibt nur wenig Forderungen und Ermahnungen, wenig Pflichten und Ängste, mehr Himmel als Hölle und eine Unmenge Güte, Wärme und – Humor. Ich bin vollkommen davon überzeugt, dass Gott viel Humor haben muss, schließlich wäre es nicht ganz einfach, uns Menschen einen Sinn für Humor zu geben, wenn er ihn nicht selber hätte. Je mehr Naturdokumentationen ich sehe, sei es nun über Igelfische, großartige Affen und merkwürdige Reptilien, desto überzeugter bin ich davon, dass man solche Geschöpfe nur erschaffen kann, wenn man einen gewaltigen Sinn für Humor hat und voller Lebensfreude ist. Aber das denke ich jetzt. Als ich krank war, war die Gnade von weitaus größerer Bedeutung, kombiniert mit der Akzeptanz von Leiden. Trost und Halt fand ich auch in den Büchern Hiobs und in all den Psalmen, die Schmerz ausdrückten, Sehnsucht, Hoffnung und Trotz. »Hab sinniert bis in den Tod«, sang ich und spürte in all meinem Schmerz, wie gut es war, dass auch andere vor mir schon einmal auf die gleiche Weise empfunden hatten. Dass man grübelte und grübelte und doch nirgends eine Lösung fand, weil es einfach keine

Lösung gab, sondern nur Schmerz. Und wenn der Psalm weiterging mit der Zeile »so sag doch, was du denkst, mein Gott«, war es trotz allem gut, Hoffnung zu haben und das Grübeln für einen Moment den anderen zu überlassen. Ich will ehrlich eingestehen, dass ich nicht erwartete, dass »aus Zweifel und Schmerz sich das Morgenrot erhebt«, aber das war auch nicht das Wichtigste. Mir reichte es, Worte für den Schmerz zu bekommen und eine Art Billigung, das Grübeln Gott zu überlassen, jedenfalls für ein paar Stunden oder Minuten. Mehr konnte ich nicht annehmen, aber wenn der Schmerz erst groß genug ist, kann wenig unglaublich viel sein.

Glauben ist eine sehr persönliche Sache. Manche glauben an andere Götter als ich. Andere glauben an Dinge, die sie nicht Gott nennen wollen, die aber wichtig für sie sind. Dinge wie Gerechtigkeit, Freiheit und Menschenwürde. Wieder andere sind auch meinem Gott und seinen Dienern begegnet, haben aber vieles ganz anders erlebt, so dass ihr Bild von Forderungen, Verdammung, engen Grenzen und Strafen geprägt ist. Es gibt Menschen, die Angst bekommen, traurig oder wütend werden, wenn Worte wie Glauben oder Religion auch nur erwähnt werden. Das müssen wir akzeptieren. Auch wenn Übergriffe und Machtmissbrauch nie toleriert werden dürfen, müssen wir den Menschen das Recht zugestehen, zu glauben, was sie wollen und was ihnen entspricht. Ich sehe darin ein Beispiel für all das, was größer ist als wir selbst. Das uns für einen Moment aus unserem Alltag entführen kann, uns an Dinge erinnert, die wir vergessen haben, und uns hilft, die Welt mit anderen Augen zu sehen. Das kann der Glaube sein, aber auch etwas ganz anderes.

Als ich krank war, erlebte ich so vieles als schwierig, dass häufig nur das ganz Simple zu mir vordrang. Ich las noch immer gerne, jedenfalls zeitweise, aber mitunter wurde mir auch das zu anstrengend. Dann lieh Mama in der Bibliothek Bilderbücher für mich aus, kleine Bilderbücher, die keine bösen, bedrohlichen Themen enthielten, mit wenig Text und vielen Abbildungen, in die ich mich lange vertiefen konnte. Das Personal war der Ansicht, meine Mutter würde mich nicht mehr als Erwachsene behandeln. Aber das stimmte nicht, sie behandelte mich ganz richtig. Sie redete mit mir, fragte mich nach meinen Wünschen und nahm meine Antworten ernst. Ich wünschte mir Ablenkung, verkraftete aber nur wenig. Ich wollte die Bilderbücher nicht, weil ich dumm war oder nicht mehr lesen konnte, sondern weil ich müde war. Es wird allgemein akzeptiert, dass Menschen mit ernsten physischen Erkrankungen verminderte Energie haben und weniger als sonst verkraften und dass die Aktivitäten, auf die sie noch Lust haben, darauf ausgerichtet sein müssen. Dasselbe gilt natürlich auch für ernste psychische Erkrankungen. Manchmal verkraftet man fast so viel wie zuvor, andere Male weniger und manchmal fast gar nichts. Oder es ermüden einen andere Dinge als früher, oder auf andere Weise.

Ich lese gerne, das habe ich immer getan, aber manchmal, wenn die Grenzen der Welt zu zerbrechen drohten und unvollständig erschienen, wurde das Lesen zu beklemmend und invadierend. Dann wirkten die Worte bedrohlich, und die Handlung wurde unklar. Schon die Tatsache, sich an Sätze halten zu müssen, an all die Worte mit ihren kleinen, bösen Buchstaben, die zu etwas Gefährlichem mutieren konnten, über das ich keine Kontrolle mehr hatte, war überaus beängstigend. Da waren die Bilderbücher, besonders solche, die ich von früher kannte, eine Alternative. Kurze Sätze. Übersichtliche Handlung. Keine Metaphern oder Doppeldeutigkeiten. Das sind Annette und Nicolai. Sie wollen auf den Markt, um für ihre Mutter einzukaufen. Ich konnte mir vollkommen sicher sein, dass alles gut ausgehen würde und sie schnell ein schönes Geschenk für ihren kleinen Bruder fanden; das Ende war nur wenige Seiten entfernt. Und ich konnte sicher sein, dass Annette und Nicolai auch später noch da sein würden; nach der Unruhe, den Angstattacken und den Stimmen. Vorhersehbar und sicher, aber trotzdem eine kleine Ablenkung. Etwas tun, womit meine Gedanken sich beschäftigen konnten und auf das ich mich einzulassen bereit war. Eine Welt jenseits des Chaos und der Mauern, eine Welt mit goldenen Feldern, rotem Mohn und glücklichen Kindern. Ich konnte die Geschichte lesen oder mich darauf konzentrieren, das Buch in den Händen zu halten, mir die Bilder anzuschauen und die Seiten langsam umzublättern.

Viel später, als Annette und Nicolai und die anderen Bilderbücher durch Romane und Fachliteratur ersetzt worden waren und ich mitten in einem Semester mit dem Fokus auf Untersuchungsberichten steckte, hörte ich, wie die Dozentin uns Studenten daran erinnerte, dass wir »niemals ein Kind in den Gefrierschrank legen dürften, bis wir alle Aufgaben erledigt hätten«. Auf den ersten Blick hörte sich das brutal an – Kinder im Gefrierschrank –, aber ich habe gut verstanden, was sie meinte. Wir können das Leben nicht zu einem Standbild gefrieren, das nur berücksichtigt, was zu Geschäftszeiten im Büro vor sich geht. Das Leben geht weiter, und während wir mit unseren Untersuchungsanalysen und Interpretationen arbeiten, unsere Berichte schreiben und unsere Empfehlungen abgeben – müssen die Betroffenen ihre Leben leben. Während wir über die angemessene Behandlung sprechen, bei der Gemeinde um Zuschüsse bitten, Entlastungen planen und Einweisungsgesuche vorbereiten – geht das Leben weiter. Es hält nicht einfach an. Und gerade während man darauf wartet, dass die Medikamente wirken, dass man ein Zimmer in einer Klinik oder einen Therapieplatz bekommt oder einfach, dass die Krankheit wieder eine ruhigere Phase annimmt, brauchen wir dieses »andere«. Das, was jenseits der Behandlung liegt und das nicht existiert, damit es Menschen besser geht, sie besser »funktionieren« – obgleich dies oft eine positive Nebenwirkung ist. Es geht um das ganz einfache Sein, das uns Freude geben kann, wenn denn Freude erreichbar ist, oder zumindest etwas weniger Elend, wenn man nicht auf mehr hoffen kann. Nichts Handfestes, Vernünftiges – sondern einfach das, was unserem Leben in gewisser Weise einen Rahmen gibt, einen Himmel.

In einem der Krankenhäuser, in dem ich so lange wohnte, dass es quasi eine Art von zu Hause für mich wurde, gab es einen Leiter, der sehr auf alle Details achtete. Im Frühling legte er im Vestibül eine Kassette mit Vogelgezwitscher ein, um uns, die wir nicht nach draußen konnten, daran zu erinnern, dass der Frühling trotzdem gekommen war. Er gestaltete den ganzen Eingangsbereich zu einer kleinen Oase um, mit Grünpflanzen, bequemen Sesseln und einem Riesenaquarium, um das er sich selbst an den Wochenenden kümmerte.

Es war wunderbar, abends dort zu sitzen, etwas abseits der Station, in der ich sonst immer war, und den bunten Fischen zuzuschauen, die voller Ruhe durch das Becken schwammen. Es war so – schön. Und ich sehnte mich nach Schönheit. Es gab mir Sicherheit, zu wissen, dass derjenige, der hier die Verantwortung hatte, so sehr darauf achtete, dass wir es schön hatten und sich die Zeit nahm, uns ein Aquarium zu geben. Wir hatten Kunst an den Wänden, eine Leihgabe einer öffentlichen Stiftung. Nicht immer war alles, was wir bekamen, wirklich schön, manches war einfach nur seltsam, aber mir gefiel vor allem die Abwechslung. Egal, ob die Bilder schön, hässlich, lustig oder komisch waren, sie hingen nie lange dort. Im nächsten Monat waren sie wieder verschwunden, ersetzt durch neue Bilder mit anderen Farben, anderen Stimmungen, anderen Ausdrücken. Ich kam so selten raus, war fast nie an anderen Orten – hielt mich die meiste Zeit in den gleichen Räumen auf. Da war es gut, dass diese Räume etwas variierten.

Im Sommer konnten wir einen kleinen Garten mit Büschen, ein paar Blumen, einem Rasen, ja sogar einem Karpfenteich nutzen. Ich hatte oft Lust, im Garten zu arbeiten – ich mag so etwas –, habe mich aber nie getraut, darum zu bitten. Jetzt weiß ich natürlich, dass man mir das ganz sicher erlaubt hätte. Der Grund, weshalb sie es mir nicht angeboten hatten, war vermutlich, dass niemand mich mit der Frage quälen wollte, ob ich Lust hatte. Sie dachten wohl, dass es mir dafür einfach zu schlecht ging. So kompliziert können die Dinge manchmal sein. Ich freute mich aber trotzdem über diesen Garten. Und über die Blumen, die darin wuchsen. Wie auch über die Topfpflanzen und Schnittblumen, die ich hin und wieder bekam. Blumen sind sehr anspruchslos, speziell Schnittblumen, man muss sie weder gießen noch irgendwie pflegen. Bücher müssen gelesen oder mindestens durchgeblättert werden, und auch Musik oder Filme können anstrengend sein, wenn die Stimmen zu aktiv sind. Handarbeit verlangt viel von einem, und sogar das Aquarium konnte mitunter bedrohlich wirken, weil es – zumindest theoretisch – möglich war, sich damit zu verletzen. Aber Blumen fordern nichts. Auch wenn sie nicht sonderlich unterhaltsam sind, kann man sie betrachten, die Knospen studieren, beobachten, wie sie sich entwickeln, die Farben in sich aufnehmen und vielleicht an ihnen riechen. Langsam, natürlich, vielleicht langweilig, aber ruhig. Sicher. Und manchmal war genau das das Wichtigste.

Andere Male schaffte ich mehr. Da war der Werkraum wichtig. Oder das Spazierengehen. Das Schwimmbad. Das Kino. Manchmal ging die ganze Station ins Theater, und wieder ein anderes Mal kam eine Theatergruppe in die Klinik und spielte »Annie Get Your Gun«. Starke Gefühle und echte Menschen, Musik und Tanz. Ich zehrte noch lange davon, es war wie ein fester Tritt gegen meinen krächzenden, stockenden Lebensmotor, so dass er für einige Zeit etwas runder lief, bevor er wieder den Geist aufgab. Doch mit jedem Tritt tuckerte er besser, bis er schließlich gar nicht mehr ausging, sondern gleichmäßig und ruhig weiterlief, und das auch an den grauen Tagen. Es ist schon bemerkenswert, dass ein bisschen Freude mitunter die gleiche Bedeutung haben kann wie ein ganzes Bündel anderer Behandlungsmaßnahmen.

Im 18. Jahrhundert waren die Nervenheilanstalten in Europa ziemlich unangenehme Orte mit brutalen Behandlungsmethoden und menschenunwürdigen Lebensbedingungen. 1793 versuchte Philippe Pinel die Situation zu verbessern, er löste die Fesseln einiger seiner Patienten und bemerkte, dass sie – behandelte man sie besser – auch ihrerseits ein besseres Verhalten zeigten. Er – und auch andere – begannen zu erkennen, dass Verrücktheit vielleicht nicht nur von innen kam, sondern in Zusammenhang stand mit dem Leben, das die Menschen lebten. Sie sahen, dass die Zustände in den Nervenheilanstalten sich negativ auf die Kranken auswirkten, während eine gute Behandlung zu entsprechend positiven Resultaten führte. Im 19. Jahrhundert begannen die Quäker kleinere Institutionen zu bauen, die sich deutlich von den großen Anstalten unterschieden. Sie führten in diesen Kliniken eine freundliche und umsichtige Behandlung durch, die auf dem Wunsch basierte, das Gute in den Menschen zu stärken. Diese Kliniken lagen immer auf dem Land, häufig in schöner Umgebung, und die Patienten bekamen gutes Essen, wohnten in anständigen Häusern und waren von freundlichen, gebildeten Pflegern umgeben, die sie mit Rücksicht und Fürsorge behandelten. Sie hatten die Möglichkeit, Musik zu hören, zu lesen, zu schreiben, zu malen, Theater zu spielen oder dabei zuzuschauen und Gartenarbeiten oder anderen erbaulichen Tätigkeiten nachzugehen. Und es zeigte Wirkung. Robert Whitaker erzählt in seinem Buch *Mad in America* (Whitaker 2002), dass achtzig Prozent derjenigen, die weniger als ein Jahr krank gewesen waren, wieder gesund wurden, und betrachtete man alle Patienten unabhängig von der Dauer ihrer Erkrankung, konnten etwa sechzig Prozent geheilt werden. Auch wenn so weit zurückliegende Quellen und Diagnosen natürlich etwas unsicher sind, muss dies als gutes Resultat gewertet werden. Andererseits überrascht das nicht. Wir fühlen uns besser, wenn es uns gut geht. Menschen, die Gewalt ausgesetzt sind, Mobbing, Demütigungen, oder die ein ärmliches, hoffnungsloses Leben führen, leiden darunter. Andersherum führen Freude, Chancen, sozialer Umgang und sinnvolle Aktivitäten dazu, dass wir uns gut fühlen. »Es ist nicht so wichtig, wie es einem geht, sondern wie man damit umgeht«, habe ich oft gehört. Dem kann ich nicht zustimmen. Natürlich ist es entscheidend, wie man sich zu dem stellt, was passiert, aber es hat durchaus auch Bedeutung, wie es einem geht.

In Bergen gibt es das nach Amalie Skram benannte Haus *Amalies hus*. Es ist ein Ort der Kunst, der Kultur und der Möglichkeiten. Für etwa den gleichen Betrag, den eine Tagesklinik kosten würde, erhalten hier etwa dreihundert Menschen mit den unterschiedlichsten psychischen Erkrankungen ein Angebot, basierend auf »Coping«, Kunst und Kultur. Es gibt zwei Angestellte im Haus, die aber nicht die Leitung haben. Die Einrichtung wird von einem Selbstverwaltungsgremium geleitet und alle wichtigen Entscheidungen werden in Vollversammlungen getroffen. Die Nutzer des Hauses sehen es als einen Ort, der ihnen Raum und Freiheit bietet, einen Ort, an dem sie sich entfalten oder einfach nur aufhalten können, je nachdem, wie es ihnen geht. Das Haus bietet die unterschiedlichsten Aktivitäten: Töpfern, Malen, Nähen, Musik, Literatur und Fotografie. Freude im Alltag, kombiniert mit guter Behandlung. Die Nutzer des Hauses empfinden die Angebote als eine vorbeugende Maßnahme, um nicht wieder eingewiesen zu werden; als eine Hilfe zu einer besseren Lebensqualität und als eine Motivation, wieder wirklich in Gang zu kommen. Und das wirkt. Natürlich wirkt es. Wir Menschen sind soziale Wesen, und wir reagieren auf unsere Umgebung, sei sie nun gut oder schlecht. Wir haben das im 18. Jahrhundert getan, und wir tun es auch heute noch. Daran hat sich nichts geändert.

Es ist wichtig, dass wir uns immer wieder daran erinnern, dass es tatsächlich eine wesentliche Bedeutung für den Heilungsprozess hat, wenn Menschen anständig behandelt werden und Tage verleben, die Sinn machen. Zugleich müssen wir aber auch darauf achten, nicht das Wesentliche aus dem Blick zu verlieren. Denn das Wichtige an Kultur ist ja gerade, dass es hier um Dinge geht, die wir tun, gerade weil sie »nicht notwendig« sind, Dinge, die einfach Freude machen, um ihrer selbst willen, und nicht in erster Linie, weil wir damit etwas zu erreichen versuchen. Wenn wir spielen, singen, tanzen oder an einem Blumenstrauß riechen, tun wir das in der Regel, weil wir Lust dazu haben und nicht etwa, weil das nützlich oder gesund ist. Natürlich ist das nicht ausgeschlossen, man kann auch der Fitness wegen tanzen oder ins Theater gehen, um sein kulturelles Interesse zur Schau zu stellen, aber wenn das wichtiger wird als die Freude über das Spiel, dann macht es ganz schnell keinen Spaß mehr.

Die Wissenschaftler Lepper, Greene und Nisbett (1973) führten ein Experiment durch, bei dem sie Kindergärten besuchten und analysierten, was die Kinder dort gerne taten.

Sie fanden heraus, dass alle Kinder gerne malten und nachdem sie gemessen hatten, wie viel Zeit die Kinder für die unterschiedlichen Aktivitäten aufwendeten, sahen sie auch, dass das Malen eine Aktivität war, der die Kinder häufig und lange nachgingen. Danach wurden die Kinder in drei Gruppen eingeteilt. Der einen Gruppe wurde mitgeteilt, dass sie immer, wenn sie zeichneten, eine Belohnung bekommen würden. Die zweite Gruppe erhielt keine Instruktionen, aber zeichneten dort Kinder, wurden sie anschließend dafür belohnt. In der dritten Gruppe erhielten die Kinder weder Anweisungen noch Belohnungen, in dieser Gruppe war alles wie immer. Dann ging es los, die Kinder malten und bekamen dafür wie geplant eine Belohnung oder nicht. Nach der Beendigung des Versuches wurde erneut gemessen, wie viel die Kinder malten, und obgleich alle Kinder zu Beginn der Untersuchung gerne gemalt hatten und die Gruppen ganz zufällig zusammengesetzt waren, gab es jetzt deutliche Unterschiede zwischen den Kindern. Die Kinder, die ganz normal behandelt worden waren, zeichneten wie zuvor, weder mehr noch weniger. Ähnlich war es bei der Gruppe, die überraschend eine Belohnung erhalten hatte. Doch diejenigen, denen zuvor eine Belohnung in Aussicht gestellt worden war, wenn sie zeichneten, taten dies jetzt weniger als zuvor. Das Zeichnen war zu einer Arbeit geworden, ein Mittel zum Zweck, es war keine Aktivität mehr, die sie um ihrer selbst willen taten, weil sie Spaß machte. Die Freude war von der Aktivität auf die Belohnung übergewechselt, und wenn der Lohn verschwand, verschwand auch die Freude.

Es gibt aber auch noch einen anderen Grund dafür, dass es

Platz für »etwas anderes« geben sollte, etwas, das keine Behandlung im medizinischen Sinne ist, denn Menschen mit ernsten psychischen Erkrankungen können und sollten nicht fortwährend behandelt werden. Es gibt Zeiten, in denen die Patienten zu krank oder zu müde sind, um aktive Behandlung zu ertragen. Andere waren so lange krank, dass sie selbst, das Pflegepersonal, die Angehörigen oder alle zusammen der Meinung waren, dass eine weitere Behandlung zu diesem Zeitpunkt sinnlos wäre. Wieder andere haben ein Leben und ein Funktionsniveau, das sie selbst zu diesem Zeitpunkt für erträglich und lebenswert halten, und lehnen eine weitere Behandlung mit all den Belastungen, die dies mit sich bringt, ab. Aber auch diejenigen, die in mehr oder weniger intensiver Behandlung sind, haben wie alle anderen ein Anrecht auf ein Leben, auf einen Alltag, der aus deutlich mehr besteht als nur aus Diagnosen und ihrer Identität als Patient.

Vor einiger Zeit habe ich einen Vortrag in einem Zentrum für Menschen mit unterschiedlichen psychischen Leiden gehalten. Mit Menschen zu sprechen, die selbst psychisch erkrankt sind, kann eine spannende, anregende und interessante Aufgabe sein, gleichzeitig fühle ich dabei als Vortragende aber auch immer eine gewisse Demut und Hilflosigkeit, wenn ich sehe, mit welchen Problemen diese Menschen in ihrem Leben zu kämpfen haben. Natürlich variiert das von Fall zu Fall, und dieses Mal hatte ich größere Schwierigkeiten als sonst. Die Gruppe war sehr heterogen, und obgleich ich wirklich mein Bestes gegeben habe, war ich mir vollends bewusst darüber, dass das, was ich zu sagen hatte, unmöglich für alle interessant sein konnte. Meine Worte würden für einige – für ihr Leben, ihren Alltag, ihre Krankheit – keinerlei Bedeutung haben. Mir kam das alles ziemlich sinnlos vor, aber trotzdem tat ich, was ich konnte. Die Stimmung im Raum war gut, und es wurde eine recht angenehme Veranstaltung, obwohl ich mich zusammenreißen musste und schließlich wirklich erleichtert war, als ich zum Schluss kam. So richtig zufrieden war ich mit mir aber nicht. Und dann, als ich nach der letzten Fragerunde die Veranstaltung beenden wollte, hob eine Frau ihren Arm. Sie bedankte sich bei mir für mein Kommen und dafür, dass ich ihnen diese schöne Zeit ermöglicht hatte. Ihre Worte trafen mich wie ein Faustschlag ins Gesicht. Sie hatte natürlich recht. Ganz klar. Ich war nicht hier, weil jemand glaubte, dass das großen Einfluss auf sein Leben oder seine Krankheit haben würde – welcher Vortrag hat das schon? Sie waren nicht deshalb gekommen, und in der Regel halte ich auch nicht deshalb meine Vorträge. Der Wunsch der Psychologin, helfen und heilen zu können, hatte mir vollkommen den Blick verstellt. Es war Freitagnachmittag, es gab Waffeln und Kaffee und jemand kam, um einen Vortrag zu halten – das Hauptziel einer solchen Veranstaltung war natürlich, den Menschen ein paar schöne Stunden zu schenken. Nicht nachhaltige Veränderungen oder Behandlungsalternativen standen im Mittelpunkt, sondern die schöne Zeit. Meine eigene Dummheit machte mich betroffen, aber ihre Worte gaben mir auch Trost. Es *waren* trotz allem schöne Stunden gewesen.

Die Situation machte mir das Wesentliche einmal mehr bewusst. Man sollte natürlich medizinisch behandeln. Kranke Menschen haben ein Anrecht auf Behandlung, soweit eben möglich und wünschbar sollte man ihr Leiden durch eine medizinisch begründbare Anwendung bekämpfen. Aber kein Mensch ist nur Patient. Wir sind alle viel mehr, und deshalb reicht die reine Behandlung der Krankheit niemals aus. Wir brauchen auch das, was uns hilft, das Leben zu leben, das in diesem Moment zu uns passt, ganz unabhängig von unserem Gesundheitszustand. Wir brauchen etwas, das die Teile von uns anspricht, die nicht krank sind. Was das für den Einzelnen bedeutet, kann sehr unterschiedlich sein, die Bandbreite ist schier endlos. Manchmal ist es einfach nur ein bisschen Wasser.

Ich habe viele schöne Weihnachtsgeschenke bekommen, sowohl vor als auch während und nach meiner Krankheit. Als es mir richtig dreckig ging, war es natürlich ziemlich schwierig, etwas für mich zu finden, das man mir auch geben durfte. In erster Linie musste es unzerbrechlich sein und vollkommen ungeeignet dazu, sich damit zu verletzen. Allein das schließt schon die meisten Gegenstände aus. Darüber hinaus sollte es natürlich etwas sein, für das ich mich noch immer interessierte und das ich auch gebrauchen konnte. Damit waren die meisten anderen Sachen aus dem Spiel, da ich nicht mehr richtig lesen konnte, nicht spazieren gehen durfte, keine Hobbys mehr pflegte und auch keine Musik mehr hörte. Auch Kleider interessierten mich nicht mehr. Es gab nur noch wenige Möglichkeiten. Ich bekam aber trotzdem Geschenke, unter anderem einen großen, hübschen Kasten mit ungiftigen Aquarellkreiden, eine Seife, Creme für meine aufgekratzte Haut und einen weichen Wollpullover, weil ich wegen meiner Unterernährung immer fror. Alles schöne Sachen, die Fürsorge und Verständnis zeigten, Dinge, die ich auch in meinem eingeschränkten Leben gebrauchen konnte. Ich erhielt aber noch ein Geschenk, oder genauer gesagt, mehrere, die mir noch wichtiger waren und die ich wirklich gebrauchen konnte. Dabei handelte es sich um eine kleine Filmdose mit Wasser aus dem See Storavatnet, »das zu mir kommen musste, bevor ich dort wieder Baden gehen konnte.« Ein Büschel Wolle »von den Schafen in Buavåg, die ihre Artgenossin vermissten«. Ein kleines Steinchen »für den Schuh, denn dann vergisst man in der Regel all die anderen Leiden.« Und so weiter und weiter. Meine Schwester hatte diese Geschenke für mich eingepackt, und es waren nicht wenige, die ich da zusätzlich zu den »richtigen Geschenken« bekam. Ich war die einzige Patientin, die über Weihnachten nicht nach Hause durfte, und die Pfleger, die bei mir saßen, als ich die Päckchen öffnete, sahen aus, als wären sie am liebsten zu mir nach Hause gefahren, um auch meine Schwester einzuweisen. »Bist du denn nicht enttäuscht«, fragten sie, oder »Fühlst du dich nicht verarscht?« Ich war ganz und gar nicht enttäuscht oder aufgebracht. Ich kenne meine Schwester, wir sind uns ziemlich ähnlich. Ich hatte auch ein ganz normales Geschenk von ihr erhalten, aber diese anderen waren schließlich die wirklichen Geschenke, die ich zu jenem Fest erhalten habe. Ich war allein auf der geschlossenen Abteilung zurückgeblieben und durfte am Heiligen Abend nicht einmal Besuch empfangen. Ich hatte Lammkoteletts bekommen, die ich aus Sicherheitsgründen allerdings mit einem Löffel essen musste, und – glauben Sie mir – Lammkoteletts eignen sich nicht dazu, mit einem Löffel gegessen zu werden. Ich durfte nicht nach draußen, durfte nicht fernsehen, nichts. Und dann bekam ich ein herzliches Lachen zu Weihnachten geschenkt. Eine Erinnerung daran, dass es noch andere gab, die einen ähnlichen wilden Humor haben wie ich. Erinnerungen an glückliche Sommer mit Spaß und Baden. Handfeste Beweise dafür, dass es die Welt dort draußen noch gab, dass Schafe noch immer existierten, Wasser und Berge, und dass eines Tages auch wieder ein Tag kommen würde, an dem ich Kraft genug hatte, mich über einen Stein im Schuh zu ärgern – an dem ich nach draußen gehen durfte und diesen Stein tatsächlich in meinem Schuh haben würde. Das gab mir Hoffnung, dass die Dinge sich eines Tages doch noch regeln würden. Ich saß an Heiligabend eingesperrt in der geschlossenen Abteilung. Und ich lachte. Ich wurde davon nicht gesund, natürlich nicht, aber auf diese Weise erhielt ich an einem der traurigsten Weihnachtsfeste, das ich erleben musste, ein herzliches Lachen geschenkt. Adrett eingepackt und verschnürt. Ich brauchte das, und ich nutzte es. Ich lachte.

Des Januarfrühlings Fluch

Kommt der Frühling im Januar,
kriegen wir einen traurigen Juni
mit welken Rosen
unter einem erschöpften Himmel.

Sängen alle Vögel die ganze Nacht,
hätten wir traurige Tage
mit heiserem Krächzen
aus müden Kehlen.

Weinte das Kind nie,
hätten wir eine traurige Welt
mit stummen, untrainierten Stimmen
und nie zu protestieren gelernt.

Wäre ich gestern
vollkommen glücklich gewesen,
wäre der Tag heute
unerträglich traurig.

Was macht es für einen Sinn, einen Tag zu erleben,
ohne Hoffnung zu haben,
dass es morgen besser wird?

Die Station war voll, überall Menschen. Jedes Einzelzimmer war doppelt belegt, auf dem Flur lagen Leute hinter Paravents und sogar die Gruppen- und Gesprächsräume waren zu Patientenzimmern umfunktioniert worden. Wir alle waren krank – viele unruhig, viele depressiv –, aber trotzdem gab es keinen Ort, an dem man seinen Frieden hatte. Keinen Ort, um allein zu weinen. Das war natürlich nicht gut, und mit Sicherheit hatte niemand das bewusst geplant, es war einfach so. Es gab zu viele Bedürftige für zu wenige Plätze, aber das war noch nicht einmal das Schlimmste. Das Schlimmste war, dass wir alle wussten, dass es nicht ausreichte, uns zusammenzupferchen, nicht ausreichte, dass die Pfleger einwilligten, auf einer chronisch überbelegten Station zu arbeiten, dass es nicht ausreichte, Patienten in Zimmer zu stopfen, die nie für Patienten vorgesehen waren. Es würde nie genug Platz für alle geben, und deshalb lebte ich in der täglichen Furcht, sie könnten entscheiden, dass ich zu gesund für eine weitere Behandlung wäre und entlassen würde. Ich wusste, dass irgendwann andere Patienten, denen es schlechter ging als mir, meinen Platz brauchten. Dabei wollte ich so gerne noch eine Weile bleiben und nicht entlassen werden, wenn es mir gerade einmal gut genug ging, um »ein paar Wochen allein zurechtzukommen, ohne mir das Leben zu nehmen«. Ich wollte eine wirkliche *Besserung*, das Gefühl, dass die Dinge tatsächlich *gut* liefen. Aber dafür war einfach keine Zeit. Also entließen sie mich, wieder einmal. Bis zum nächsten Mal. Und dem Mal danach.

»Drehtürpatienten« nennen sie das bei uns in den Zeitungen, und auch wenn wir wissen, um was es dabei geht, steckt mitunter ein ganzes Leben hinter diesem Wort. Die Einweisungen und die Zeiten dazwischen lassen sich in kurzen, detaillosen Sätzen beschreiben, vollkommen entblößt von Blut und Schreien, von Demütigungen und Verzweiflung. Die Wirklichkeit aber sieht anders aus. Auf jeden Fall meine Wirklichkeit. Eine Sache war die Verschlechterung der Krankheit. Es war schlimm, wieder kränker zu werden, mit den Stimmen zu leben, die in ihrer Wut immer fordernder wurden, und dabei selbst immer verwirrter zu sein, mit einem immer größeren Chaos im Kopf und einer sich beständig steigernden Angst, weil die Welt für mich auseinanderzufallen drohte.

Eine andere Sache waren die äußeren Umstände. Wenn ich kränker wurde, verhielt ich mich häufig dümmer. Ich verletzte mich, redete so, dass es für die Leute um mich herum keinen Sinn ergab, ging nach draußen, ohne wirklich auf mich achtzugeben, blamierte mich auf öffentlichen Plätzen und verletzte oder verängstigte die Menschen, die ich lieb hatte. Und dann kam die Einweisung mit all dem Aufwand, der damit verbunden war. Dafür musste Mama oder irgendjemand sonst einen Arzt finden, häufig bloß irgendjemanden von der Ambulanz. Manche waren klug und verständnisvoll, andere nicht. Ihre Beurteilungen und die Schwierigkeiten, die die Ärzte hatten, in irgendeiner überfüllten Einrichtung einen Platz für mich zu finden. Manchmal war sogar die Polizei mit im Spiel.

Die Drehtür wurde zu einer Tür, die mir und anderen ins Gesicht klatschte und nicht nur meinem Selbstbewusstsein schadete, sondern auch meinen Kontakten. Und sie fraß meine Hoffnung auf. Was für mich das Schlimmste war. Denn auch wenn ich bei jeder Entlassung damit rechnete, wieder zurückzukommen, *hoffte* ich doch gleichzeitig, dass es das letzte Mal war. Mit jedem Rückfall, jeder neuen Einweisung und jeder neuen Erkenntnis, dass es auch dieses Mal nicht geklappt hatte, schrumpfte meine Hoffnung. Ich gab für gewöhnlich nie ganz auf, sondern meist nur für ein paar Tage oder Wochen, aber weh tat es trotzdem. Ich kämpfte so hart, auf so vielfältige Weise, und scheiterte doch immer wieder. Es war, als würde ich durch ein Labyrinth laufen, in dem jede neue Chance in einer weiteren Sackgasse endete und in dem ich schließlich Angst bekam, weil ich alle Wege ausprobiert hatte und keiner zum Ausgang führte. Ich war gefangen. Dieses Gefühl kam nicht nur daher, dass ich immer wieder Rückfälle erlitt, sondern fußte auch auf der Tatsache, dass meine Klinikaufenthalte in der Regel nur kurz waren. Immer hörte ich nach ein paar Tagen oder Wochen, »es geht dir ja schon wieder gut. Bald kannst du wieder nach Hause.« Das konnte ich nicht. Ich war vielleicht in der Lage, dort draußen zu überleben, aber gesund war ich nicht. Wenn sie mich trotzdem entließen und sagten, es gehe mir gut, wusste ich genau, was das bedeutete. Es geht mir so gut, wie es einem chronisch Kranken gehen kann, und ich konnte vielleicht auch eine

Weile zurechtkommen und eine »gute Phase« haben – bis zur nächsten Einlieferung eben. Ich erkannte das Prinzip, und die Hoffnungslosigkeit dieser Erkenntnis erstickte meine Hoffnung beinahe gänzlich.

Irgendwann erkannten sie dann doch, wie müde ich war, und gaben mir einen Platz in einer Langzeiteinrichtung. Für mich war das endlich die Bestätigung dafür, wie schwer meine Krankheit war. Auf seltsame Weise gab mir das aber auch Hoffnung – jetzt sollte ich endlich Zeit bekommen. Viel Zeit, und vielleicht würde das ja helfen.

Ich wurde nicht gesund, aber ich bekam Zeit und Ruhe, um ein wenig stabiler zu werden, zu üben und mehr zu meistern. Ich bekam einen Plan für die weitere Rehabilitierung und durfte an einem Ort sein, an dem ich Behandlung und auch etwas Fürsorge erfuhr, während wir an meiner Erkrankung arbeiteten. Weitere Rückfälle und Neueinweisungen blieben mir erspart, so dass ich mich auf die Arbeit mit mir selbst konzentrieren konnte. Wie an allen anderen Orten, an denen ich gewesen war, wurden die Systeme, gute wie schlechte, von den Menschen bestimmt, die dort arbeiteten. Ein Teil des Personals, das dort arbeitete, hielt sich streng an die Regeln und war fantasielos. Sie hatten sehr gut gelernt, dass Schizophrenie ein chronisches, unheilbares Leiden ist, von dem man nicht genesen konnte. Es war lediglich möglich, mit der Krankheit leben zu lernen – was gleichbedeutend damit ist, sich einzuordnen. Aber es gab auch andere: Menschen voller Einsicht, Wärme und Kreativität, die sich wirklich Mühe gaben, zu sehen, zu verstehen und vorzubeugen. Und weil die Welt so komplex und kompliziert ist, wie sie es ist, arbeiteten dort auch Menschen, die beide Eigenschaften in sich kombinierten. Ich erinnere mich gut an Laura. Sie war eine Zeit lang meine Ansprechperson und war sehr darauf erpicht, dass ich einsah, niemals wieder gesund zu werden, und mich stattdessen darauf konzentrierte, mit meinen Symptomen leben zu lernen. Auf etwas Besseres als »gute Phasen« sollte ich nicht hoffen. Sie legte alles daran, mir mehr Verständnis für meine Krankheit zu vermitteln, und versuchte wieder und wieder, mir klar zu machen, dass der Kapitän und die anderen Stimmen nur Halluzinationen und Wahnvorstellungen waren und damit also keine real existierenden Dinge, so dass ich mich am besten gar nicht um sie kümmerte.

Laura hatte mit ihren Bemühungen keinen Erfolg. Ich wollte die Hoffnung nicht aufgeben, wieder ganz gesund zu werden. Und ich wollte den Glauben nicht aufgeben, dass die Symptome wichtige, wirkliche Wahrheiten beinhalteten. Sie war in ihrer Ausbildung und in der Sozialisierung des Systems gefangen und nicht in der Lage, einzusehen, dass die standardisierten, empfohlenen Lösungen bei mir nicht funktionierten. Und ich war in dem verwirrenden Gedankenchaos der Psychose gefangen und konnte nicht vernünftig erklären, warum es nicht funktionierte, und entwickelte stattdessen nur noch mehr Symptome. Wir steckten beide in unseren zu engen Verständnissen der Wirklichkeit fest, und keine von uns schaffte es, diese Fesseln zu zerreißen. Aber es ging uns gut zusammen. Ich mochte sie. Sie war die meiste Zeit nett, und häufig auch klug und fantasievoll, wenn ihre Regeln sie nicht daran hinderten, lebendig zu sein. Sie registrierte, dass ich beinahe jeden Morgen unruhig war, ruhelos und »schwierig«. Jetzt, im Nachhinein, denke ich, dass diese Unruhe körperlich, seelisch und situationsbedingt war. Zum einen waren da die Medikamente. Morgens war die Wirkung der Mittel längst abgeflaut. Tagsüber bekam ich viermal täglich meine Tabletten, doch in der Nacht gab es eine lange Pause. Wenn die hohe Medikamentendosis durch eine so lange Pause unterbrochen wurde und die Wirkungen »nachließen«, kann das natürlich zu gesteigerter Unruhe und Angst führen. Andererseits ging es aber auch um mich. Jeder Morgen war so etwas wie eine Forderung, nun einen weiteren Tag zu leben, und jeden Morgen aufs Neue erwachte ich, benommen und müde, zweiundzwanzig Jahre alt, in einer Nervenklinik, um mit einer chronischen Geisteskrankheit zu leben. Worauf sollte ich mich da freuen?

Die Kombination aus der Hoffnungslosigkeit des Lebens und den ganz natürlichen Ansprüchen eines Morgens auf Hoffnung, auf Leben, machte mich unruhig. Und dann war da noch der Klinikalltag. Ein Morgen in einem Krankenhaus bedeutet Visiten, Medikamentenausgabe, Frühstücksausgabe und Schichtwechsel mit schrecklich frischen neuen Pflegekräften, die in Windeseile umherschwirren, um einen neuen Arbeitstag zu organisieren. Die Kombination aus all diesen Dingen war einfach zu schwierig. Es gelang mir nicht, meine Empfindungen in Worte zu fassen, jedenfalls nicht direkt, da Gedanken und Sprache in jener Zeit einfach nicht miteinander harmonieren wollten. Es fiel mir nicht leicht, klar zu denken oder zu sprechen. Aber fühlen konnte ich, und ich wurde das innere Chaos nicht los, weil ich das alles einfach nicht verstand. Natürlich agiert man eine Unruhe, die nicht in Worte zu fassen ist, aus. Sie zeigte sich in Rastlosigkeit, in Form von Stimmen, Angst, Wahnvorstellungen, zwanghaften Wiederholungen von Sätzen wie »will nach Hause« oder »die töten mich« und ziellosem Herumrennen auf den Fluren. Eine schwierige Situation mit komplizierten und vielfältigen Ursachen und herausfordernden Symptomen. Die Lösung hingegen war sehr einfach.

Laura erzählte mir von dem ärztlichen Beschluss, dass sie, immer wenn sie morgens Dienst hatte, nach dem Frühstück mit mir nach unten in die Eingangshalle gehen und dort mit mir warten sollte, bis die allmorgendliche Versammlung auf der Station begann. Und so machten wir es. Wir saßen da. Sie mit einem Kaffee und einer Zigarette, – damals gab es das Rauchverbot noch nicht, das diese Art von sozialem Miteinander ein für alle Mal beendet hat –, und obgleich ich nicht rauchte, gefiel es mir, dass sie es tat. Es gab ihr etwas Geschäftiges und führte dazu, dass die Stille nicht beklemmend wirkte, wenn ich, wie meistens, nichts zu sagen hatte. Das Wichtige war die Nähe, die Ruhe, die Vorhersehbarkeit. Die Gelegenheit, ein Stück weg zu kommen von der Unruhe auf der Station. Außerdem hatte ich so die Gewissheit, mit ihr reden zu *können*, wenn ich denn etwas zu sagen hatte. Wenn ich zurückdenke, erinnere ich mich nicht an ein einziges Thema, über das wir gesprochen haben, vermutlich redeten wir vor allem über Belanglosigkeiten, Smalltalk eben. Ich erinnere mich aber an das Licht, das durch die Fenster in den großen, luftigen Raum fiel, an den Rauch, der in Spiralen zur Decke stieg, an ihr Lachen und an das große Ekelandgemälde voller Licht. Ich erinnere mich an die Ruhe, die sie mir gegeben hat, an die Pausen in meiner Angst und daran, dass sie immer Zeit hatte, egal ob in unseren Therapiesitzungen oder sonst irgendwann. Ich musste ihr nichts vormachen. Es reichte, einfach ich selbst zu sein. Die Situation sah vielleicht schwierig aus, aber so schwierig war sie nicht. Ich war unruhig, und sie schenkten mir Ruhe.

Ich durfte auf dieser Station bleiben, fast zwei Jahre, ein seltener Luxus in unserer hektischen Gesellschaft. Als ich entlassen wurde, war ich bereit für einen neuen Versuch. Und eine Weile lang versuchte ich es wirklich. So hart es nur ging und an den verschiedensten Fronten. Ich wollte in die Schule gehen, mit dem Bus dorthin fahren und anschließend zurück in meine leere Wohnung kommen. Ich wollte allein wohnen, meine Einkäufe erledigen, mir selbst das Essen machen und abends ohne Gesellschaft auskommen. In die Therapie gehen, mit den Stimmen und den Routinen der ambulanten Krankenschwester zurechtkommen, die mir die Medikamente brachte, lernen, die Prüfungen bestehen, mich so wenig wie möglich verletzen und mit meiner diagnostizierten psychischen Krankheit ebenso klarkommen wie mit den vermutlich nicht diagnostizierten Neurosen meines Vermieters. Ich wollte den Zugfahrplan und die möglichen Verspätungen im Kopf behalten, die Beihilfesätze des Sozialamts und die Kosten der nicht unterstützten Therapiesitzungen, und ich wollte zwischen den eigenen Wahnvorstellungen und der Stigmatisierung der Welt unterscheiden und als Mensch wachsen. Das war natürlich etwas anstrengend. Ich lernte einiges – daran gibt es sicher keinen Zweifel –, und zwischendurch ging es mir auch gut, aber über einen längeren Zeitraum war das eine ungeheure Anstrengung. Ein einsamer, hoffnungsloser Kampf, weil das Ziel kaum zu sehen oder zu fokussieren war, da sie immer sagten, die Krankheit sei chronisch, und ich ja auch ein ums andere Mal versagte. Dann wurde ich wieder eingewiesen. Und erneut entlassen. Ich versuchte es wieder und wurde erneut eingewiesen und entlassen. Ein neuer Versuch, ein neuer Rückschlag, wieder und wieder. Irgendwann konnte ich nicht mehr, schließlich hatte ich es wirklich versucht, lange. Ich wollte nicht mehr für mich allein kämpfen, die Zwecklosigkeit dieses Vorgehens hatte ich mittlerweile erkannt. Aber ich wollte weiter arbeiten, gemeinsam mit jemandem – ich wollte und brauchte weitergehende Hilfe.

Mein Wunsch war, von dem Krankenhaus in ein bekanntes Rehazentrum verlegt zu werden. Ein Ort, wo man über längere Zeit behandelt wurde, an dem es eine Schule gab, ein Ergotherapiezentrum, betreutes Wohnen, Ärzte und sogar fest angestellte Psychologen. Sonst kamen die immer nur mal kurz zu Besuch. Ich glaubte und träumte davon, dass mir an diesem Ort weitergeholfen werden konnte. Aber es kam anders. Ich bekam keinen Platz. Angeblich, weil es mir dafür nicht gut genug ging. Mein Genesungspotenzial sei zu gering, eine Rehabilitierung aussichtslos. Es mache keinen Sinn, einen der wenigen Plätze an mich zu vergeuden.

Ich habe später mehr über diesen Ort erfahren. Eine Kollegin von mir kannte ihn und beschrieb ihn als eine reine Verwahrungsanstalt mit wenig qualifizierter und nicht ausreichender Behandlung. Ich bezweifle nicht, dass sie recht hatte. Aber trotzdem, das wäre wenigstens ein bisschen Behandlung gewesen. Sie fragte mich, ob ich dort gewesen sei, und interessierte sich dafür, wie es war, sich an einem solchen Ort aufzuhalten, aber auf ihre Fragen konnte ich ihr keine Antwort geben. Ich war zu krank, als dass sie mich an diesen Ort gelassen hätten. Lieber suchten sie mir einen Platz in einem Pflegeheim.

Aber irgendwie hatte ich trotzdem Glück. Das neue Pflegeheim lag näher an meinem Heimatort. Behandlung gab es dort nicht, aber Spaziergänge, häusliche Aufgaben, einen Arbeitsraum mit Beschäftigungstherapie und Angeboten für alle. Das Personal war schlecht ausgebildet, bei weitem nicht alle waren motiviert bei der Sache, und der Arzt kam nur einmal die Woche. Aber die Aktivitäten im Arbeitsraum gefielen mir, und ich konnte Kontakt mit Mama und meiner örtlichen Betreuerin halten, da ich ja so nah bei meinem eigentlichen Wohnort war. Wenn ich es schaffte, konnte ich hin und wieder auch in meine eigene Wohnung, das Wichtigste aber war, dass dies ein Ort mit Zeit war. Und Zeit brauchte ich.

Anfangs tat ich so gut wie nichts, auf jeden Fall nichts Sichtbares. Ich versuchte, die Abteilung zu verstehen, und da ich müde war, meine Gedanken ein einziges Chaos und mein Kopf außerstande zu funktionieren, musste ich das auf meine ganz eigene Weise tun. Erst musste ich mich mit den Rahmenbedingungen vertraut machen, herausfinden, wo ich mich ganz konkret befand, und meine Zeit darauf verwenden, mich einzufinden und mich an diesem neuen Ort zu Hause zu fühlen. Ich tat das fast wie ein ängstlicher kleiner Welpe oder eine Katze, die zum ersten Mal in ihrem neuen Zuhause laufen gelassen wird – ich lief herum. Anfangs nur vorsichtig, doch dann lief ich immer sicherer über die Flure auf und ab, Treppe rauf und Treppe runter, wieder und wieder, wobei ich mit den Händen an den Wänden entlangfuhr. Zuerst nur einen Flur, den von meinem Zimmer zum Gemeinschaftsraum, doch dann weitete ich die Runden aus. Ich redete nicht viel, war nicht sonderlich sozial. Ich hatte genug damit zu tun, mich mit dem Ort vertraut zu machen, wie ein Welpe, der sich erst streicheln lassen will, wenn er sich sicher fühlt. Und wie einen Welpen ermüdeten auch mich all die Eindrücke, all das, was ich herausfinden musste, so dass ich manchmal auf dem Sofa einschlief, wenn ich eigentlich ganz andere Dinge tun sollte. Ich nahm an den Gemeinschaftsveranstaltungen teil, lief herum und versuchte, die anderen kennenzulernen, verstand aber noch immer vieles falsch, so dass ich häufig Angst bekam, verwirrt und müde wurde und wieder auf die grundlegenden Rückzugsmechanismen zurückgriff, die auch Katzen und junge Hunde und all die anderen anwendeten, die keine Worte haben, um sich effektiv zu verteidigen – ich versteckte mich. Die Welt war unsicher, und ich verstand sie nicht. Ich fühlte mich klein und schutzlos, meine Grenzen waren nicht solider als nasses Seidenpapier, weshalb ich sie mit etwas Haltbarerem ersetzen musste und mich unter meinem Bett verkroch. Es gab eine Zeit, in der ich öfter unter als auf meinem Bett geschlafen habe, wenn ich dieses nicht ganz mied und stattdessen in der Dusche übernachtete. Im Bad gab es nämlich keine Fenster, die Enge gab mir Sicherheit und Schutz, ich konnte meine Decke mitnehmen und mich direkt auf dem warmen, sicheren Boden zusammenrollen. Dort konnte ich mich ausruhen, bis ich wieder die Kraft hatte, mich in einem neuen Versuch der Welt zu stellen.

Irgendwann begann ich, die Spaziergänge mitzumachen. Aber schon kleine Ausflüge ließen meine Augen schmerzen, so sehr überwältigten mich die Eindrücke, die während eines viertelstündigen Spaziergangs auf einem ruhigen Weg auf mich einprasselten. Später wurde ich mutiger und unternahm auch längere Touren. Ich wagte mich weiter nach vorn, äußerte Wünsche, ging Risiken ein, stellte die soziale Gemeinschaft der Abteilung auf die Probe, sprach in den gemeinsamen Stunden und stellte Fragen. Mal ging es gut, mal nicht, und dann verkroch ich mich wieder für eine Weile unter dem Bett, bis ich es erneut versuchte, wieder aufgab, um dann doch den nächsten Versuch zu unternehmen. Aber nur sehr vorsichtig. Denn in dieser Zeit war ich so müde und erschöpft wie zu keiner anderen. Ich war in einem Wiedereingliederungsprogramm und sollte den Schulabschluss machen. Ich hegte die Hoffnung, dass die Dinge sich nun regeln würden – und doch ging dann alles schief. Ich schaffte es nicht. Ich wusste, was ich tun sollte und was auf dem Plan stand, kam aus dem Chaos aber nicht heraus. Es quälte mich sehr. Mir standen Menschen zur Seite, um mir zu helfen, und ich verstand nicht, warum ich es nicht hinbekam. Es ging nicht in meinen Kopf, dass ich so dumm oder faul sein sollte. Oder was immer es war. Ich wollte nicht glauben, dass mein Traum nicht wertvoll genug war, um weiter dafür zu kämpfen. Warum schaffte ich das nicht? Die einzige Antwort, die sich mir aufdrängte, war, dass sie die ganze Zeit über recht gehabt hatten und ich tatsächlich chronisch krank war. Und zum ersten und einzigen Mal gab dieser Gedanke mir etwas Trost und, was noch viel wichtiger war, er gab mir Ruhe.

Ich beantragte Behindertenzuschüsse und bat die Gemeinde um eine entsprechende Wohnung. Ich gab auf. Auf jeden Fall sah es so aus. Aber eigentlich tat ich das genaue Gegenteil, ich arbeitete wie nie zuvor, nur etwas weniger sichtbar. In dem netten kleinen Buch *Das Jahr des Gärtners* beschreibt Karel Čapek einen Gartenbesitzer und seinen Garten im Verlauf des Jahres. Die Planung, während noch der Schnee liegt, den Traum von all dem, was kommen soll, die Suche nach den ersten Knospen, die hektischen Pflanzaktionen im Frühjahr, den Überfluss des Sommers, sowohl was die Freuden als auch die Arbeit angeht, die Ernte und die Stagnation im November, wenn sich alles auf den Winterschlaf vorbereitet. Doch dann sagt er etwas Überraschendes: Der Herbst ist nicht das Ende des Sommers, bevor der Winter anfängt, sondern der Beginn des Frühlings. »Die Vegetation wächst nicht mehr nach oben, dafür ist keine Zeit mehr. Stattdessen hat sie die Ärmel hochgekrempelt und wächst nach unten.« Man sieht es nicht, aber unter der anscheinend toten Oberfläche wird hektisch für die nächste Saison gearbeitet und »das ist der wirkliche Frühling, denn was jetzt nicht vorbereitet wird, wird auch im April nicht mehr fertig.« Čapek redet über den Garten und nennt es »nach unten wachsen«. John Strauss (1985) nutzt ein Bild aus der Welt des Jazz und nennt es »Woodshedding« – sich zurückziehen in den Holzschuppen, um Ruhe zu finden und seine Improvisationen zu überarbeiten, um dann mit frischer Kraft zurückzukehren. Strauss ist Psychiater und redet eigentlich nicht über Musiker, sondern von Menschen, die die Diagnose Schizophrenie erhalten haben und die häufig solche »Plateaus« brauchen, auf denen die Entwicklung vordergründig innehält oder sogar rückläufig ist. In diesen Phasen scheint nichts zu geschehen, dabei passiert eigentlich sehr viel. Nach einer Zeit, in der alles zu stagnieren scheint, kommt dann eine plötzliche Änderung, in der sich sehr viel auf einmal entwickelt. Strauss hat diese Phänomene studiert und hält sie für ganz normal.

In jener Zeit hatte ich sehr wenig Zugang zu Fachliteratur, hätte sie aber auch gar nicht lesen können, selbst wenn mir die Bücher zur Verfügung gestanden hätten. Deshalb hatte ich keine Ahnung davon, dass jemand meine Situation so treffend beschrieb. Ich wusste nicht, dass ich mich auf einem »Plateau« befand – ich hielt das für die Endstation und dachte, ich würde aufgeben, wenn ich nicht mehr konnte. Ich hatte es mit aller Kraft versucht und sogar lange Zeit Hilfe bekommen. Dass es trotzdem nicht klappte, konnte ich nur damit erklären, dass sie die ganze Zeit recht gehabt hatten und eine Genesung gar nicht möglich war. Ich erinnere mich an die Hoffnungslosigkeit und an die Versuche, nicht mehr zu leben, und ich weiß, dass es oft knapp war. Ich wünschte mir, jemand hätte mir damals etwas von diesen »Plateaus« gesagt.

Sicher wurde ich auch von dem Pflegeheim beeinflusst, in dem ich wohnte. Unter den Patienten war Resignation und das Annehmen der eigenen Krankheit ziemlich verbreitet, insbesondere die »Austick-Theorie« war sehr populär. Sie lief, in aller Einfachheit, darauf hinaus, dass wir alle krank waren, wir alle unsere Diagnosen hatten und dass wir halt hin und wieder austickten und in diesen Momenten dann eben die Kontrolle verloren und für unser Tun nicht mehr verantwortlich waren. Wir bekamen Angst, hörten Stimmen oder wurden depressiv. Das war unausweichlich und wir mussten uns diesen Symptomen ganz einfach hingeben. Erschreckend ohnmächtig und befreiend verantwortungslos. Bis zu diesem Punkt hatten Ohnmacht und Hoffnungslosigkeit mich davon abgehalten, diese Theorie zu akzeptieren, doch jetzt war ich müder und hatte überdies besseren Kontakt zu den anderen auf der Station. Ich mochte sie, und einigen von ihnen vertraute ich sogar, was mich natürlich empfänglicher machte, um in dem Milieu sozialisiert zu werden, im Guten wie im Schlechten. Sie stützten mich, gaben mir einen sozialen Rahmen und das Gefühl, Teil einer Gruppe zu sein, andererseits wurde es dadurch natürlich schwerer, eine andere Meinung zu vertreten. Wenn ich darauf bestand, eine eigene Wahl zu haben, einen freien Willen und damit auch die Verantwortung für mich und mein Tun, war das dann nicht so etwas wie eine Anklage gegen all jene, die diese Verantwortung von sich wiesen? Und da ich in manchen Fällen trotzdem nicht tat, was ich tun wollte, wurde auch daraus ein Beweis für die Theorie, dass ich eigentlich keine Wahl hatte und die Krankheit mir alle Entscheidungen abnahm.

Ich habe einmal eine Anekdote darüber gehört, dass man, wenn man Krebse in einem Eimer fängt, keinen Deckel darauf legen muss, denn wenn einer versucht, nach oben zu klettern, ziehen die anderen ihn wieder nach unten. Ungefähr so war es auf dieser Station. Die Sicherheit im Eimer war gut und die Gemeinschaft stark, dies aber nur, solange man nicht über Wahlfreiheit zu reden und über den Rand in die Welt dort draußen zu klettern versuchte. Dann hätte sofort jemand meine Beine gepackt und versucht, mich wieder nach unten zu ziehen. Auf jeden Fall hat es sich so angefühlt. Biologisch ist diese Geschichte nicht untermauert, aber wir Menschen haben definitiv die Fähigkeit, uns mit unserem Denken gegenseitig die Flügel zu stutzen, und neigen vielleicht dazu, diese Eigenschaft auch auf andere zu übertragen, zum Beispiel auf Krebse. Wenn ein Krebs aus dem Eimer zu klettern versucht, ein anderer sich an ihn hängt und beide dann wieder nach unten purzeln, weil der Eimer zu glatt ist, denken wir schnell, dass »der eine den anderen nach unten zieht«. Schließlich wissen wir, dass wir Menschen uns mitunter so aufführen. Die Angst davor, gesund zu werden und damit alles zu verlieren, was einem Sicherheit gibt, kann dazu führen, dass Patienten es nicht schaffen, über Eigenverantwortung und Einfluss nachzudenken, und damit an einem engeren und aussichtsloseren Verständnis der Krankheit festhalten, als dies streng genommen nötig wäre. Gleichzeitig weiß ich, dass ich, wie viele andere, gerne etwas in Handlungen hineininterpretiere, die vom Ansatz her ganz neutral sind. Vielleicht war es so, dass die anderen Patienten mir den Mut zu nehmen versuchten, als ich um mehr Selbständigkeit rang. Wahrscheinlicher ist aber, dass wir einfach eine Gruppe von Menschen in einer schwierigen Situation waren. In unserem Bemühen konnten wir uns manchmal gegenseitig helfen, manchmal standen wir uns aber auch im Weg oder haben uns nach unten gezogen, wenn jemand wirklich versuchte, sich selbst zu befreien. An dem Verhalten der Krebse ist nichts auszusetzen, und auch wir waren ganz in Ordnung – wir wollten einfach nur einen Ausweg finden. Das Problem war nur, dass der Eimer so verflucht glatt war.

In den letzten fünfzehn Jahren sind etwa ein Drittel der Betten in psychiatrischen Einrichtungen verschwunden, während gleichzeitig immer mehr Menschen an Erkrankungen der Psyche leiden. Einige der Institutionen, in denen ich längere Zeit verbracht habe, sind geschlossen worden oder werden jetzt auf andere Weise genutzt. Heute wird mehr Gewicht auf die Effektivität der Behandlung gelegt, um die stationären Zeiten möglichst kurz zu halten. Es ist ein genereller Trend, dass die Behandlung weitestgehend im näheren Umfeld des Patienten stattfinden soll. Wir reißen die Kranken nicht mehr aus ihrem natürlichen Alltag, sondern behandeln sie an ihrem Wohnort und in enger Zusammenarbeit mit ihrem sozialen Umfeld. Es entstehen immer mehr dezentrale Gesundheitseinrichtungen, Polikliniken, Tagesstationen und Krisen-Teams, um den Menschen zu helfen, während sie noch zu Hause wohnen. Das ist gut. Ich frage mich aber trotzdem, ob wirklich immer alles möglichst effektiv und dezentral ablaufen sollte. Ich habe schon oft junge Katzen und Hunde bei mir aufgenommen und habe es bis jetzt nicht geschafft, ihren Eingewöhnungsprozess an mich und das Haus zu beschleunigen und effektiver zu gestalten. Im Prinzip sieht das jedes Mal gleich aus, der kleine Kerl schnuppert ein bisschen herum, zuckt bei jedem fremden Laut zusammen und versteckt sich unter dem Sofa. Irgendwann lugt er dann wieder hervor und zupft mir am Hosenbein, um dann erst einmal wieder unter der Kommode zu verschwinden. Und dann gehen die Dinge ihren Gang. Abhängig von der Persönlichkeit und der Tierart laufen die Kleinen bald freier und mutiger umher, schnurren, wedeln mit dem Schwanz, klettern an der Gardine hoch und nagen an meinen Pantoffeln, bis sie irgendwann nicht mehr klein sind und einfach dazugehören.

Dieser Prozess läuft jedes Mal so ab, und auch wenn es mit viel Zuneigung und Aufmerksamkeit schneller geht, braucht es doch eine ganze Weile. Die meiste Zeit tue ich nicht mehr, als einfach nur da zu sein, bis die Kleinen bereit für den nächsten Schritt sind. Wie Laura, die rauchend bei mir saß, oder wie das Personal im Pflegeheim, das mir Spaziergänge anbot, Versammlungen, Gespräche und sozialen Umgang, wenn ich dazu bereit war. Nicht, wenn wir irgendeinen Termin vereinbart hatten, sondern wenn ich bereit für den nächsten Schritt war. Und die Rückzugsmöglichkeit, die Sicherheit in meinem Zimmer, in der Dusche oder unter dem Bett, war nie weit entfernt. Mit der Zeit wurde ich immer sicherer. Ich begann wieder mit einzelnen Schulfächern, unterbrach den Unterricht und begann aufs Neue. Ich sagte bei den Versammlungen meine Meinung und übernahm Verantwortung in der Arbeitsstube. Ich redete mehr, war mehr draußen, fuhr Bus und war mehr und mehr bereit für größere Herausforderungen, wie zum Beispiel einen erneuten Versuch, in meiner eigenen Wohnung zu wohnen. In dieser Zeit begann mir bewusst zu werden, dass ich noch nicht aufgegeben hatte, jedenfalls nicht wirklich, sondern dass ich nur müde gewesen war und in einem Eimer mit etwas zu glatten und steilen Rändern gelandet war. Und ich erkannte, dass ich mich vielleicht doch auf dem richtigen Weg befand, auch wenn ich ängstlich und verwirrt war und ein »sehr geringes Funktionsniveau« hatte. Aus praktischen Gründen wurde ich in ein drittes Pflegeheim verlegt, und auch hier rechneten sie damit, dass ich lange bleiben würde. Obwohl das meiste nicht funktionierte und obwohl ich noch längst nichts von der Forschung über Plateaus im Genesungsprozess wusste, war mir bewusst, dass Kinder erwachsen werden und dass aus Frühling Winter und dann wieder Frühling wird. Sie sagten, ich sei chronisch krank, aber ich begann zu erkennen, dass es noch andere Möglichkeiten gab. Die Zeit hatte mir gut getan. Ich wusste, dass ich noch Monate brauchen würde, trotzdem begann ich in dieser Zeit ein vorsichtiges Gefühl dafür zu bekommen, dass es vielleicht doch nicht ewig dauern würde.

Es fiel mir leichter, mich mit der neuen Station vertraut zu machen, ich schlief seltener unter dem Bett und schlich nur hin und wieder an den Wänden entlang. Stattdessen setzte ich mich allein an einen einzelnen Tisch und zeichnete oder schrieb. Ich war auf diese Weise mit den anderen zusammen, aber trotzdem allein. Inzwischen reichte mir diese Art von Schutz. Ich redete mit dem Personal, erklärte, wie es mir ging, und sagte, was ich wollte. Aber nicht alles ging einfach auszusprechen. Deshalb »vergaß« ich manchmal meinen Zeichenblock im Aufenthaltsraum, damit sie sehen konnten, wie weit ich war. Einmal ließ ich eine karge Winterlandschaft mit einem einsamen Baum liegen. Der Schnee lag hoch, aber unter dem Baum gab es ein paar schneefreie Flecken, und an dem hellen Frühlingshimmel standen aprilviolette Buchstaben in geraden Linien: »Kommt der Frühling im Januar, kriegen wir einen traurigen Juni …« Ich konnte das nicht direkt aussprechen, wollte aber trotzdem ein Signal geben, dass ich auf dem Weg war. »Sängen alle Vögel die ganze Nacht, hätten wir traurige Tage …« Ich sang nicht viel, aber ich sprach immer deutlicher. Ich wollte nicht unter Druck gesetzt werden, bevor die Zeit reif war, und ich wollte nicht gedrängelt, geschubst oder gezogen werden. Ich wollte wachsen. Man kann nicht zu etwas werden, ohne zu existieren. Und in diesem Moment musste ich erst einmal existieren. Ich war sicher nicht glücklich, aber ich rechnete damit, es zu werden, irgendwann, wenn ich weit genug herangereift war, um Platz für das Glück zu haben, das ich langsam konstruierte. Bis dahin mussten wir damit leben, dass ich nicht blühte. Damals war es wichtig, genug Nahrung aufzunehmen und meine Wurzeln zu organisieren. Blühen konnte ich später noch immer.

Leere

Dieses Haus ist voller Lachen.
Es quillt über vor hellblauem, flüchtigem Gekicher.
Ich suche nach Möbeln, finde aber nur Blasen.
Ich suche nach der Freude, finde sie aber nicht.

Dieses Haus ist voller Tränen.
Sie fließen aus den Fenstern, verwelkt wie Blumen in
Salzwasser.
Ich suche nach der Quelle, finde aber nur Brackwasser.
Ich suche die Trauer, aber auch die ist wohl ertrunken.

Dieses Haus ist voller Leere.
Sie drängt herbei, blockiert die Türen,
damit nichts und niemand hindurch kann.
Auch die Wände blähen sich auf,
selbstsicher,
wie ein Ballon vor der Nadelspitze.

Ich sehe dich an,
mit stummer Stimme
und trockenen, fragenden Augen.
Warum willst du hier wohnen?

In den letzten Jahren habe ich in größeren und kleineren Sälen die verschiedensten Vorträge gehalten. Ich bin herumgereist und habe mit Studenten gesprochen, mit Pflegepersonal, Angehörigen und Menschen, die in der Welt der Psychiatrie eigene Erfahrungen gesammelt haben. Ich habe viele spannende Personen getroffen, habe viel gelernt und vielleicht auch die Chance erhalten, selbst ein bisschen Wissen zu vermitteln. Ich mache das gern, und diese Beschäftigung ist heute schon fast so etwas wie ein fester Bestandteil meiner Arbeit. Zu dem allerersten Vortrag kam es aber durch einen reinen Zufall.Und zwar bevor ich überhaupt mit meinem Studium begonnen hatte.

Ich war in eine psychiatrische Langzeiteinrichtung eingewiesen worden. Es gab nicht viel aktive Behandlung, und die meisten Bewohner waren keine Patienten, die behandelt werden mussten, um gesund zu werden, sondern wirklich Bewohner – im wahrsten Sinne des Wortes –, die diesen Ort für unbestimmte Zeit als Heim zugeteilt bekommen hatten. Wir galten als chronisch krank und nur wenige glaubten, es könne uns wirklich irgendwann deutlich besser gehen. Aber der Ort war angenehm, die Angestellten waren nett und hatten gute, menschliche Routinen. Gerade weil es nicht viel Hoffnung auf Besserung gab, lag das Hauptaugenmerk auf der Fürsorge. Die Stimmung war geprägt von Zeit und Verständnis, Anforderungen und Konfrontationen waren nur selten an der Tagesordnung. Es war ein ruhiger Ort. Ich war zu einem früheren Zeitpunkt, als ich noch kränker gewesen war, schon einmal dort gewesen. Und obgleich es mir auch dieses Mal gut gefiel, spürte ich, dass ich gesünder geworden war. Ich hatte mehr Hoffnung, mehr Verständnis, mehr Power – und reagierte deshalb heftiger auf die resignierte Fürsorge, mit der ich empfangen wurde. Dieses Mal würde ich auch nur kurz an diesem Ort sein, ein paar Monate, vielleicht ein halbes Jahr, bevor ich wieder versuchen sollte, zu Hause zu wohnen. Ich hatte einen Praktikumsplatz an der Universität. Mit dem Segen eines Professors durfte ich dabei mithelfen, Forschungsresultate einzutippen, bevor ich ab Herbst versuchen sollte, richtig zu studieren. Erst einmal für die Aufnahmeprüfung. Ich glaube, niemand im Heim kam damit wirklich zurecht. Die Tatsache, dass ich studieren wollte, war für die meisten undenkbar, aber trotzdem reagierten sie auch auf diesen Wunsch mit freundlichem Verständnis. Natürlich dürfte ich es versuchen! Ich hörte mir ihre Aufmunterungen an, hatte aber nie den Eindruck, dass sie tatsächlich meinten, was sie sagten. Natürlich war das nicht nett von mir. Nein, es war gemein, misstrauisch und im schlimmsten Fall sogar krank. Aber trotzdem glaubte ich ihnen nicht. Schließlich waren sie zu jedem von uns so freundlich. Anne sagten sie zum Beispiel immer wieder, sie sei nicht dick, ganz und gar nicht. Aber Anne *war* dick, sie wog mit Sicherheit deutlich über hundert Kilo, und alle wussten, dass sie Übergewicht hatte, sie selbst eingeschlossen. Peter sagten sie, er würde bestimmt irgendwann noch Arzt werden. Aber das hielt ich für Unsinn, denn er war jenseits der sechzig und schon seit Teenagertagen krank. Außerdem hatte er nicht einmal den Volksschulabschluss, dafür aber über Jahrzehnte starke Tabletten genommen, so dass er hart unter der Krankheit und den Nebenwirkungen litt. Es war vollkommen unwahrscheinlich, dass er jemals Arzt werden würde. Und mir sagten sie, wie aufregend es sei, dass ich bald zur Universität gehen wollte, dass aber sicher alles gut gehen würde.

Irgendwie hörte sich das trotzdem wie das Gegenteil an. Ich glaubte selbst von ganzem Herzen daran, dass es gutgehen würde, doch wenn dies mit dem gleichen Tonfall bestätigt wurde, mit dem auch offensichtlich Unmögliches versprochen wurde, machte mich das skeptisch. Wenn mein Projekt ebenso »real« war wie Annes gute Figur und Peters Arztambitionen, konnte die Sache kaum Hand und Fuß haben. Gleichzeitig wusste ich aber nicht, wie ich mich zu Wehr setzen und protestieren könnte. Schließlich hatten sie ja gesagt, dass sie an mich glaubten. Würde ich jetzt deshalb zu streiten beginnen, wäre das ein klares Anzeichen für paranoides Verhalten. Das wusste ich selbst. In den wöchentlichen Sitzungen, bei denen jedem von uns nette Lügen aufgetischt wurden, während wir unseren Wochenplan vorstellten, saß ich meistens nur still da. Häufig zeichnete ich einen großen Topf mitten auf ein Blatt Papier, aus dem eine kleine, weiße Flagge herausragte. Manchmal schrieb ich ein paar Zeilen aus einer Saga oder einem Märchen darunter, mitunter dachte ich sie mir aber auch nur: »Töte mich König, aber nicht mit Brei.« Ihre Freundlichkeit bot Sicherheit und Raum, was gut war, fühlte sich dabei aber häufig so an, als würde man in einem Topf mit zähem, gutem Brei ertrinken, ein Ersticken in sahneweicher Freundlichkeit und buttergelbem Wohlgefallen.

Jede Woche hatte ich ein Gespräch mit der Stationsschwester. Sie war nicht mehr die Jüngste, eine ruhige, kluge Frau mit viel Erfahrung. Ich mochte sie und vertraute ihr, war aber der Meinung, dass auch sie uns zu sehr mit Samthandschuhen anfasste – obgleich das natürlich auch Sicherheit gab. Ich hatte andere Stationen erlebt, auf denen Freundlichkeit Mangelware gewesen war, Stationen mit harten Betonböden, viel zu hohen Erwartungen, Wut, Restriktionen und Zwang. Samthandschuhe mochten mitunter erstickend sein, taten aber niemals weh. Trotzdem konnten sie gefährlich sein, da sie mich viel leichter als Zwang dazu verleiteten, meinen Trotz zu vergessen. Protestieren wollte ich aber auch nicht. Dafür wusste ich zu gut, wie sehr der Hunger nach ein bisschen Fürsorge schmerzen konnte. Ich durfte mich nicht darüber beklagen, in Sahne und Butter zu ertrinken. Auf jeden Fall bemühte ich mich wirklich, dies nicht zu tun – bis ich irgendwann nicht mehr konnte.

Wir hatten unsere wöchentliche Sitzung. Die Stationsschwester hatte mich gefragt, ob auch eine der Schwesternschülerinnen an dem Gespräch teilnehmen dürfe. Das Mädchen machte ein Praktikum auf der Station, und ich mochte sie und hatte nichts dagegen, dass sie zuhörte. Sie äußerte sich während des Gesprächs selbst nicht, sondern saß nur etwas abseits auf einem Stuhl und hörte schweigend zu. Keiner von uns sprach sie an, und da auch sie schwieg, vergaß ich sie beinahe. Wir redeten über meine Beurlaubung. Darüber, dass ich nach Monaten wieder nach Hause kommen sollte und es wichtig für mich sein würde, ein Netzwerk aufzubauen. Und darüber, wie wir das angehen sollten. Wir redeten über freiwillige Organisationen, über meine Praktikumsstelle und über die Tatsache, dass ich auf der Universität anfangen wollte. »Da bekommen Sie bestimmt Kontakt zu anderen Studenten«, sagte die Schwester. »Es gibt da so Gruppen auf der Uni, so Koll … Koll …« Sie hielt inne, stutzte und drehte sich zu der Schwesternschülerin um: »Wie heißen die noch mal?« Aber die Schülerin schüttelte nur unwissend den Kopf, so dass die Schwester sich wieder mir zuwandte: »Naja, ist ja auch egal, jedenfalls so Gruppen«.

»Kolloquien«, sagte ich.

»Ja, genau«, sagte sie, und dann redeten wir darüber, wie es mir auf der Station gefiel, über verschiedene Beschäftigungsprogramme und auch darüber, ob aus dem Nebenraum zu viel Lärm zu mir drang. Die Schwester war rücksichtsvoll, ruhig und angenehm, und ich konnte ihr nur bestätigen, dass alles in Ordnung war. Wir redeten über alle möglichen Themen, bis sie mich am Ende der Sitzung noch einmal fragte, wie es mir ging. Wieder bestätigte ich ihr, dass es mir auf der Station gefiel, doch dieses Mal erwähnte ich, dass mich der unterschiedliche Wert von Personal und Patienten manchmal traurig stimme. Alle seien nett, aber mitunter vermisse ich ein bisschen Ernst und Ehrlichkeit, es gäbe zu viel Mitleid und zu wenig echten Respekt. Sie war – natürlich – voller Verständnis, auch was diesen Punkt anging, und sagte, sie verstünde gut, dass das mitunter so empfunden würde. Das habe aber mit meinem niedrigen Selbstbewusstsein und nicht mit ihrem Verhalten zu tun. Sie respektiere mich voll und ganz und aus tiefster Seele. Okay, dachte ich und fragte sie dann, warum sie sich an die Schwesternschülerin gewandt hatte, als ihr das Wort »Kolloquium« nicht eingefallen war, schließlich habe diese das ganze Gespräch über kein einziges Wort gesagt. Wenn Sie mich wirklich respektierte, warum fragte sie dann nicht erst mich? Schließlich hatte ich den wöchentlichen Praktikumsplatz an der Uni in Blindern, wollte im Herbst studieren und hatte wirklich alles über dieses Studium gelesen, was es darüber zu lesen gab.

Sie wurde still und wandte sich schließlich der Schülerin zu: »Das habe ich wirklich getan, nicht wahr?«, fragte sie. »Ich habe Sie gefragt und nicht Arnhild.« Die Schülerin nickte. Es wurde wieder still. Und dann räumte sie ein, dass ich vermutlich recht habe. Dass sie mich zu respektieren glaubte, mich und die anderen, jetzt aber einsah, dass auch sie sich da hin und wieder selbst betrog. Und dann fragte sie, ob ich bei unserer nächsten hausinternen Fortbildung darüber reden wolle, denn sie sei bestimmt nicht die Einzige, der das so ging.

Es war sicher kein besonders guter Vortrag, ich glaube aber, es war einer der wichtigsten, den ich je gehalten habe. Denn ich hatte mich aus dem Einheitsmorast herausgekämpft, hatte wieder ein wenig Respekt vor mir selbst entwickelt, Ernsthaftigkeit und, was ebenso wichtig war, ich war dabei nicht abgewiesen worden. Sie ließen mich den Vortrag halten, gaben mir gleichzeitig aber auch noch Unterstützung und Trost, wenn ich das brauchte. Ich durfte etwas präsentieren, musste das aber nicht die ganze Zeit tun. Ich hatte nichts verloren, sondern nur gewonnen. Und was mich am allermeisten freute, war nicht, dass fast das ganze Personal kam, sondern dass eine der Schwestern, die ich am liebsten mochte, kritische Fragen stellte und in manchen Punkten nicht meiner Meinung war. Sie hatte wirklich verstanden, was ich gesagt hatte. Sie war freundlich, höflich und bereit zu akzeptieren, und sie nahm mich ernst und markierte die Punkte, an denen sie anderer Meinung war, statt der Kranken mit überheblichem Wohlwollen nach dem Mund zu reden. Sie war echt, und genau das war einfach fantastisch.

Wir wollen alles immer so gut wie möglich machen, aber trotzdem machen wir manchmal Fehler. Wir glauben, das Richtige zu tun, und irren uns doch. Nicht, weil wir nicht wirklich wollen, sondern weil wir nicht gründlich genug nachdenken. Wenn ich herumreise und Vorträge halte, wird mir häufig die Frage gestellt, wie mir die Menschen innerhalb und außerhalb des psychiatrischen Systems begegnen. Ob ich viel Stigmatisierung erlebe, viele Vorurteile, viel Widerwillen? Diese Fragen sind nicht leicht zu beantworten. Denn in Wahrheit erlebe ich sehr viel *Wohlwollen*. Im Großen und Ganzen reagieren die Menschen positiv, sie wollen verstehen und gerecht sein. Die meisten Menschen sind gerne freundlich und hilfsbereit. Trotzdem gelingt uns das nicht immer. Deshalb stoße ich manchmal auch auf das, was ich als echte Vorurteile bezeichnen würde, das heißt, dass Menschen schon ihr Urteil gefällt haben, bevor sie nachgedacht oder herausgefunden haben, wie die Fakten wirklich liegen. Manches davon dreht sich um meine Situation, ich stoße mitunter auf Vorurteile, die die Meinung widerspiegeln, ich könne nicht gesund sein, und immer wieder werde ich als »Patientin und Psychologin« vorgestellt. Ich treffe auch regelmäßig auf Menschen, die »wissen«, dass die Diagnose, die man mir damals gestellt hat, falsch war. Dazu kann ich nichts sagen. Nach allem, was ich über Diagnosen weiß, glaube ich aber, dass sie ziemlich genau zutraf. Erst recht, wenn ich über mich und mein Verhalten nachdenke, über meine eigenen Erinnerungen und über das, was in den alten Patientenberichten steht. Natürlich weiß ich, dass psychiatrische Diagnosen oft nicht hundertprozentig sind, dass man sich nicht bis zum letzten Punkt sicher sein kann, und dies erst recht nicht im Nachhinein. Deshalb erstaunt es mich, wenn wildfremde Menschen, die mir niemals zuvor begegnet sind, sich mit solcher Sicherheit äußern können. Mich erinnert das an Vorurteile. Aber ihr Verhalten ist simpel, sie drücken sich direkt aus, und es ist leicht zu verstehen, was sie sagen oder denken. Schlimmer und eigentlich viel wichtiger ist die unsichtbare Stigmatisierung, die ich relativ häufig empfinde. Oberflächlich sieht alles gut aus, es gibt Betroffenenvertretungen, Respekt und Freundlichkeit – aber wenn es hart auf hart kommt, scheint das alles nur ein Spiel zu sein, dann fehlt der Ernst, dann ist der Respekt hohl wie ein aufgeblasener Luftballon und nicht mehr an seinem Platz.

In der Pause eines Vortrags kam einmal eine Frau zu mir, die mir beschrieb, wie sie es empfand, von denen, die immer vorgaben, sie zu respektieren, nicht ernst genommen zu werden. Sie erzählte mir von einer langen Karriere in zahlreichen psychiatrischen Gremien, sie hatte einen Sitz in einer Referenzgruppe gehabt, war an Leitungs- und Planungsgruppen beteiligt und als Betroffenenvertreterin in den verschiedensten Instanzen vertreten gewesen. Jetzt suchte sie einen Job in der normalen Arbeitswelt, und da ging ihr auf, dass sie nicht nur den Großteil ihrer bisherigen Arbeit gratis gemacht hatte, sondern dass sie überdies nicht ein einziges Zeugnis bekommen hatte, keine Bestätigung, keine Referenz oder Dokumentationen. Nach der Begegnung mit ihr habe ich mich bei anderen Betroffenenvertretern umgehört und fast überall die gleiche Antwort erhalten: kein oder minimaler Lohn, allenfalls Aufwandsentschädigungen und ganz selten anständige, brauchbare Zeugnisse und Referenzen. Warum gab es die nicht? Betroffenenvertreter in einem Gremium wie Mental Health zu sein ist vergleichbar mit der Arbeit, die ein Vertreter der Gemeinde leistet oder etwa ein Beamter des Gesundheitsamts. Es ist eine Tätigkeit, die für die meisten einen überdurchschnittlichen Aufwand bedeutet, nicht viel Geld, aber ein interessantes, spannendes Engagement, das sich in jedem Lebenslauf gut macht. Gleiches sollte doch wohl auch für die Vertreter der Betroffenen gelten? Bestimmt ging es nicht darum, dass die Menschen den Betroffenen ihren Einsatz nicht attestieren *wollten*. Die Betroffenen hätten sicher ein Zeugnis bekommen, hätten sie darum gebeten. Vermutlich war diese Unterlassung in erster Linie auf die Unbedachtheit der Menschen zurückzuführen. Die Verantwortlichen kamen gar nicht erst auf den Gedanken, dass ein Betroffenenvertreter einen Lebenslauf haben oder Referenzen brauchen könnte. Sicher kein böser Wille, sondern einfach nur Gedankenlosigkeit.

Im Kinderbuch »Black Beauty«, in dem der Hengst Black

Beauty sein Leben und seine Begegnung mit den unterschiedlichsten Menschen beschreibt, gibt es eine Episode, in der er einen Doktor holen muss, weil ein Kind im Haus ernsthaft erkrankt ist. Als Black Beauty mit dem Arzt zurück auf den Hof kommt, bringt der Stallbursche ihn in den Stall, gibt ihm einen großen Eimer eiskaltes Wasser und »erspart« ihm die Decke, weil er so warm ist. Er tut das mit guten Absichten, aber der verschwitzte Hengst fängt natürlich bald zu frieren an und bekommt eine Lungenentzündung, an der er beinahe gestorben wäre. Und während er dort steht, krank und schwach, hört er den Stallmeister über den dummen Stallburschen reden, der es nicht »besser gewusst« und »in besten Absichten« gehandelt, dabei den Hengst aber beinahe getötet habe. Unverstand ist lebensgefährlich, sagt der Stallmeister, und vermutlich hat er damit recht.

Es ist gut, dass der Betroffenenmitbestimmung immer wohlwollender begegnet wird, das ist ein erster, wichtiger Schritt. Der nächste muss aber sein, dass wir alle uns immer wieder daran erinnern, noch einmal gründlich darüber nachzudenken, wie wir mit anderen Menschen umgehen oder wie wir sie beschreiben. Ist »Betroffener« in diesem Zusammenhang wirklich die treffendste Bezeichnung, oder hat diese Person zu dem entsprechenden Zeitpunkt vielleicht eine ganz andere Rolle als Mutter, Autor, Musiker, Arbeitnehmer oder sonst etwas? Wird der Mensch nur auf einen Teil von sich reduziert, ausgerechnet den kranken Teil, kann das das Selbstwertgefühl eines Menschen und seine Entwicklungsmöglichkeiten vernichten. Auch diejenigen, die gut damit leben können, chronisch krank zu sein, und die wissen, dass sie noch lange krank sein werden, vielleicht den Rest ihres Lebens, haben das Recht auf andere Rollen. Man muss nicht gesund sein, um etwas schaffen zu können, manche Menschen schaffen großartige Dinge während sie die Symptome der Krankheit haben. Denn die Menschen *sind* nicht ihre Krankheit, sie *haben* eine Krankheit. Die Krankheit ist nicht notwendigerweise das Wichtigste ihrer Persönlichkeit. Weit wichtiger ist es, wie diese Menschen in der entsprechenden Situation mit ihrer Krankheit leben. Und nicht zuletzt wie diese Menschen mit all den anderen Eigenschaften leben, die sie in sich vereinen und die nicht in Bezug mit der Krankheit stehen.

Es geht hierbei häufig um Kategorisierung und um die Frage, wie wir bestimmte Informationen gewichten. Legen wir all die roten Figuren zusammen, oder sind uns die Farben egal und konzentrieren wir uns lieber auf Kreise und Vierecke? Eine Bekannte von mir hat eine Freundin, die früher ein psychisches Leiden hatte und jetzt Mathematik in Tromsø studiert. Einmal, als wir miteinander geredet haben, erzählte sie mir, dass sie mit dieser Freundin im Kino gewesen war, und ich äußerte gleich mein Mitgefühl: Geht es ihr schlechter oder warum ist sie wieder zu Hause? Ich hatte die Worte kaum ausgesprochen, da erkannte ich, wie idiotisch ich mich verhielt. Noch bevor sie mich aufklärte, dass Studenten lange Weihnachtsferien haben und dann in der Regel nach Hause fahren, verstand ich, was ich getan hatte. Ich kenne das Mädchen nicht gut, ich habe sie nur wenige Male gesehen, und in meinem Kopf war sie kategorisiert als eine »Person, die noch vor kurzem große Schwierigkeiten hatte«. Und genau das hat meine Interpretation der Informationen beeinflusst. Eine Person, die gerade erst große Schwierigkeiten gehabt hatte, könnte einen Rückfall bekommen. Hätte ich sie dagegen als »Studentin« abgespeichert, hätte ich mich vermutlich an die Semesterferien erinnert. So einfach ist das und doch so schwer. Hinterher schämte ich mich. Ausgerechnet ich hätte das wirklich besser wissen müssen. Andererseits zeigte mir meine Reaktion, wie wichtig es ist, stets darauf zu achten, wie wir uns anderen Menschen gegenüber verhalten, und niemals zu vergessen, welche Folgen es haben kann, uns nur auf einen Aspekt zu konzentrieren und dabei etwas anderes zu übersehen.

Der Mangel an Ernst, Respekt und Aufrichtigkeit hat mich sehr gequält, als ich krank war. Die Menschen sagten das eine, zeigten mir dabei aber etwas ganz anderes. Sie drückten mir ihr Mitgefühl aus, reagierten auf meine Bedürfnisse aber mit Gleichgültigkeit. Sie gaben vor, sich über meine Fortschritte zu freuen, erwiderten diese aber nicht mit zunehmendem Vertrauen. Es war wie ein Leben in einer künstlich zusammengewürfelten Spielgruppe, in der nichts wirklich echt war. Ich vermisste wahre Freude, echte Trauer und ernst gemeinten Respekt. Und manchmal vermisste ich auch echte Kritik. Denn wenn man Menschen wirklich ernst nimmt, muss man ihnen auch sagen, wenn etwas nicht stimmt oder nicht so gut ist, wie es sein könnte. Ich habe mich immer für Handarbeiten interessiert, und ich erinnere mich gut daran, wie ich einmal im Arbeitsraum gesessen und mich darüber geärgert habe, einen Fehler in einer Stickerei gemacht zu haben. Der Fehler lag mehrere Reihen zurück, man sah ihn nicht wirklich deutlich und es wäre ein ziemlicher Aufwand gewesen, alles wieder zu korrigieren. Eine der Schwestern, die im Raum saßen, hielt mit ihrer Meinung nicht hinter dem Berg: »Du kannst natürlich machen, was du willst, Arnhild, aber du wirst dich grün und blau ärgern, wenn du das nicht korrigierst.« Sie hatte vollkommen recht, und es tat so gut, sie das sagen zu hören. Das war nicht das übliche, mitfühlende »Och du Arme, du kannst mit deiner Krankheit doch gar nicht alles schaffen«-Gerede, sondern eine einfache, glasklare Einschätzung meiner Handarbeitsfähigkeiten. Ich glaube nicht, dass sie das genauso gesagt hätte, wenn ich ganz offensichtlich zum ersten Mal Nadel und Faden in der Hand gehabt hätte. Dann hätte sie bestimmt erkannt, dass ich eher Aufmunterung brauchte als Forderungen. Sie hat mich eingeschätzt und mich entsprechend meiner Fähigkeiten und nicht mit Blick darauf, wie krank ich war oder wie lange ich schon auf der Station lebte, angesprochen, und genau das machte den Unterschied aus. Sie hat sich mit ihrem Kommentar in dieser Situation auf das Wesentliche beschränkt und damit Ernst und Würde bewahrt.

Vor einiger Zeit sollte ich einen Vortrag in einer Stadt halten, in der ich mich nicht auskannte. Darum nahm ich ein Taxi vom Hotel zu der Institution, in der die Veranstaltung stattfinden sollte. Als dem Fahrer bewusst wurde, dass ich die Stadt nicht kannte, machte er aus der Fahrt eine richtiggehende Stadtführung. Er zeigte mir die Sehenswürdigkeiten und erzählte mir Anekdoten. Schließlich erreichten wir unseren Bestimmungsort und ich realisierte, was er bereits wusste: Das Gelände war sehr groß und umfasste zahlreiche Gebäude.

Ich wusste, dass ich ins »Aktivitätszentrum« musste, hatte aber keine Ahnung, welches Haus das war, und diese Information konnte mir auch der Taxifahrer nicht geben. Da es draußen schneite und auch nur wenige Leute zu sehen waren, blieb ich erst einmal sitzen und versuchte, die Kontaktperson anzurufen, die mir genannt worden war. Ich erhielt aber keine Antwort. Der Vortrag sollte bald beginnen, allein die Referentin hatte keine Ahnung, wo sie hin sollte. Zum Glück kam dann ein Mann durch das Schneetreiben auf uns zu, und ich bat den Fahrer, die Scheibe herunterzulassen und nach dem Weg zu fragen.

Er meinte, das würde sicher keinen Sinn haben. »Den können wir nicht fragen«, sagte er. »Der sieht aus, als würde er hier wohnen.« Ich war eigentlich ziemlich gestresst und wollte in erster Linie pünktlich kommen, war aber trotzdem fasziniert von seiner Ausdrucksweise. Sie war so einfach, so logisch und vernünftig begründet und doch so komplett idiotisch, dass sie mich beeindruckte. Denn wenn wir uns bei jemand nach demWeg erkundigen, fragen wir häufig erst einmal: »Sind Sie von hier/Wohnen sie hier/Kennen Sie sich hier aus?« Schließlich ist das das wichtigste Kriterium, wenn man Hilfe braucht, um sich zu orientieren. Doch in diesem Fall wurde es zu einem Ausschlusskriterium. Die Kenntnis der Umgebung war nicht mehr das Wesentliche, sondern signalisierte das mögliche Vorhandensein einer Diagnose. Oder anders ausgedrückt: Von Menschen mit einer psychischen Erkrankung erwartet man prinzipiell keine anderen Eigenschaften, als dass sie krank sind. Es gelang mir schließlich trotzdem, den Fahrer zu einer Frage zu bewegen, obschon er wohl nur darauf einging, weil es keine Alternativen gab. Mit freundlicher, vorsichtiger Stimme, etwa die gleiche, mit der ich Dreijährige ansprechen würde, die im Kaufhaus ihre Mama verloren haben, fragte er nach dem Aktivitätszentrum. Und er bekam eine Antwort. Eine leicht verständliche Beschreibung, um welches Haus es sich handelte, wie man am besten dort hinkam und wo man am einfachsten den Wagen wenden konnte. Dann stellte der Befragte eine Gegenfrage: »Wenn Sie zu dem Kurs wollen, sollten Sie sich aber beeilen, der fängt gleich an.« Und damit hatte er ja nun wirklich recht.

Das Erstaunlichste an der Sache war aber, dass mein Fahrer nicht im Geringsten peinlich berührt war, als wir weiterfuhren, sondern weiterhin höchst respektlos über die Bewohner redete. Ich konnte das nicht verstehen. Natürlich hätte ich ihn verurteilen und als Musterbeispiel für dumme Taxifahrer abstempeln können, Menschen, die sich selbst für Weltmeister in allem Möglichen hielten, ohne dies mit Substanz zu füllen, aber dieses Vorurteil wäre kein bisschen besser gewesen als all die anderen Vorurteile. Taxifahrer und Patienten mit psychischen Leiden sollten wie alle anderen als Individuen beurteilt werden und nicht als Gruppe. Mein Repräsentant der Gruppe Taxifahrer hatte überdies auf der Fahrt gezeigt, dass er ein freundlicher, kenntnisreicher Mann war, der auch gerne bereit zu einem Extra-Einsatz war. Er hatte auf mich weder dumm noch arrogant gewirkt. Aber seine Vorstellung von psychisch kranken Menschen war einfach völlig falsch, und es zeigte sich deutlich, dass er keine Ahnung hatte, wie man sich im Umgang mit Menschen verhält, die ein ernstes psychisches Leiden haben. Aber wo sollte er das auch gelernt haben, wenn er im Freundes- oder Familienkreis nicht damit konfrontiert war? Das Vorhandensein eines psychischen Leidens im näheren Umfeld kann auf lange Sicht wichtige Erfahrungen geben. Erst recht, wenn man die Person gut kennt. Häufig erkennt man erst dann, wie vielschichtig eine solche Erkrankung ist. Gleichwohl ist ein einzelnes Beispiel natürlich nicht wirklich ausreichend, um daraus allgemeingültige Schlüsse zu ziehen. Und je weniger man die entsprechende Person kennt, desto schneller neigt man dazu, den Betreffenden als den Repräsentanten einer Gruppe zu betrachten und nicht als Einzelperson. Es gibt einen großen Unterschied zwischen »mein Bruder Pål kommt zur Zeit recht gut mit seiner Schizophreniediagnose klar, doch es gibt immer auch üblere Phasen, insbesondere wenn …« und »dieser Typ, der in der Grundschule in meiner Klasse war und der jetzt schizophren ist«. Pål ist eine Person, die einem nahesteht. Den früheren Klassenkameraden kennt man nicht mehr, und die Informationen über seine Situation vermischen sich leicht mit Annahmen »über die Schizophrenen«, so dass bald schwer zu unterscheiden sein wird, was Fakten sind, und was nicht. Wenn wir kategorisieren, ist unser Ausgangspunkt meist ein vermeintlich typisches Beispiel einer Gruppe, erst wenn wir mehr und mehr Beispiele kennenlernen, weiten wir unsere Kategorien aus und spezifizieren sie. Ein kleiner Junge denkt leicht, dass alles, was vier Beine und einen Schwanz hat, ein Wauwau ist, auch die vierbeinigen, schwanztragenden Tiere, die »miau« machen. Erst wenn er mit der Zeit immer mehr verschiedene Hunde und Katzen gesehen hat, in allen Farben, Größen und mit den unterschiedlichsten Fellen, werden die Kategorien sicherer und sicherer, bis es zum Schluss keinen Zweifel mehr daran gibt, was ein Hund und was eine Katze ist. Das ist dann das Ende der allzu groben Generalisierungen im Stile von »Katzen kann man auf den Arm nehmen, Hunde laufen an der Leine«. Die funktionieren nur, bis man die erste Stubenkatze an der Leine oder einen Minihund in der Handtasche seiner Besitzerin gesehen hat. Was in der Regel aber voraussetzt, dass man schon eine ganze Reihe unterschiedlicher Hunde und Katzen in den verschiedensten Situationen gesehen hat.

Häufig ist genau das das Problem, wenn es um Menschen mit psychischen Erkrankungen geht. Die meisten, die sich extrem kategorisch ausdrücken und meinen »die sind so und so«, haben einfach nicht genug Beispiele aus dieser Gruppe kennengelernt, um eine einigermaßen solide Grundlage für ihre Aussage zu haben. Da wird schnell aus allem Möglichen ein »Wauwau«. Eine andere Fehlerquelle leitet sich aus der Tatsache ab, dass die Diagnose, die ein Mensch erhalten hat, nicht auf seiner Stirn geschrieben steht. Die Menschen, die als Repräsentanten der Gruppe erkannt werden, sind deshalb nämlich diejenigen, die die Erwartungen und Annahmen oder Vorurteile, die man hat, erfüllen. Mein Taxifahrer hatte keine Schwierigkeiten, in unserem »Wegweiser« jemanden zu erkennen, »der hier wohnt«, dafür sprachen Aussehen, Bekleidung und Gang. Und so leben die Vorurteile weiter.

Vorurteile werden auch durch die Medien verbreitet und bestätigt. Häufig wird nach Verbrechen darüber berichtet, dass der Täter sich früher einmal in psychiatrischer Behandlung befunden hat oder noch immer in Behandlung ist. Ich weiß, dass Menschen mit psychischen Erkrankungen andere Menschen töten. Ich weiß aber ebenso, dass auch Menschen ohne psychische Erkrankung andere töten. Das Problem ist nur, dass wir – denken wir an Menschen mit psychischen Erkrankungen – an eine Gruppe als Ganzes denken und daraus den Schluss ziehen, tötet einer von ihnen, töten sicher auch die anderen! Das stimmt natürlich nicht, aber werden wir mit brutaler, erschreckender Gewalt konfrontiert, fällt es leicht zu glauben, dass diese Taten von Menschen begangen worden sind, die anders als wir sind. Es *tut weh*, die eigenen dunklen Seiten zu sehen und zu erkennen, dass aus der größten Liebe Hass werden kann. Oder sich Situationen vorzustellen, in denen Eltern ihre eigenen Kinder töten. Wie viel leichter fällt da der Gedanken, dass Gewalt und Morde von »den anderen« begangen werden. Den Kranken. Den andersartigen, unzurechnungsfähigen psychisch Kranken. Es ist erschreckend, aber die Lösung ist einfach, denn »diese anderen«, die nicht so sind wie wir, können wir ja einsperren. Auch wenn das in der Realität keinen maßgebenden Einfluss auf die Kriminalstatistiken hat, können wir so die Verantwortung für die Gesellschaft und deren Entwicklung von uns abwälzen. Und das ist ja auch schon etwas.

Die Medien können natürlich auch ihren Teil dazu beitragen, der Stigmatisierung von Menschen, die ein psychisches Leiden haben oder hatten, entgegenzuwirken. Die Offenheit ist heute viel größer als noch vor einigen Jahren, immer mehr Menschen treten an die Öffentlichkeit und erzählen von ihren Erfahrungen mit psychischen Erkrankungen. Das ist hilfreich, denn je mehr Beispiele wir haben, desto vielfältiger und detaillierter wird das Bild. Wir sehen Menschen in unterschiedlichen Berufen, mit den verschiedensten Hintergründen und Diagnosen. Sympathische, unsympathische, tapfere Menschen und heulende Gesichter. Mit und ohne Medizin, mit positiven oder negativen Erfahrungen mit dem Gesundheitssystem. »Die psychisch Kranken« müssen nicht so oder so sein, es gibt ebenso viele Möglichkeiten, mit seiner Krankheit zu leben, wie es Möglichkeiten gibt, die Herausforderungen zu meistern, die das Leben uns stellt.

Als ich krank war, wollte ich nicht wie ein Mensch mit einer psychischen Erkrankung behandelt werden. Ich wollte wie ein Mensch behandelt werden. In ihrem Kinderbuch *Kaos og Bjørnar* beschreibt Anne-Cath Vestly, wie der kleine Junge Bjørnar, der im Rollstuhl sitzt, es leid ist, dass fremde Menschen mit seinen Eltern reden, als wäre er gar nicht da, und dass alle ständig Mitleid mit ihm haben und er immer als »armer Kleiner« angesprochen wird. Er will nicht mehr klein sein, er will groß sein, er hat gerade eine neue Uhr bekommen und wünscht sich von ganzem Herzen, dass jemand ihn anspricht und nach der Uhrzeit fragt, denn die Uhr ist ihm in dieser Zeit viel wichtiger als alles andere. Die Trauer darüber, dass seine Beine nicht funktionieren, trägt er zwar in sich, aber »ehrlich, das ist doch nichts, worüber man mit Fremden redet!«. Vor ein paar Jahren musste ich an Bjørnar und seine Uhr denken. Ich war auf dem Weg zum Bus und wurde von einem Nachbarn festgehalten, der mir wild gestikulierend ins Gesicht schrie. Zum Glück verstand ich gleich, warum er das tat. Er machte das nicht, weil er psychisch zurückgeblieben war, und definitiv auch nicht, weil er gefährlich war oder mich quälen wollte. Er tat das, weil er so stolz auf seine neue Uhr war, dass es ihm die Sprache verschlagen hatte und er sie mir einfach zeigen musste. Ich drückte meine Begeisterung aus, denn die Uhr war schön, und er selbst war so überglücklich, dass seine Freude ansteckte, und mit Lächeln, Tonfall und Körpersprache fokussierten wir auf das einzig Wichtige. Eine nagelneue Uhr, die mir auf die Sekunde genau sagen konnte, wann ich mich verabschieden und weitergehen musste, um meinen Bus nicht zu verpassen. Wir haben alle irgendwann einmal etwas Neues bekommen, auf das wir stolz waren. Und wir waren alle einmal wütend, nervös oder glücklich. Wir wissen, wie es sich anfühlt, in einem Gespräch übergangen oder als unwissend und dumm behandelt zu werden. Wir kennen den Unterschied zwischen dem Echten und dem Künstlichen, dem Brackwasser und dem offenen Meer.

Miteinander zu arbeiten

Schmutzspritzerleben

Im Winter regnet es nicht.
Da ist es kalt.
Der Frost fängt die Samen und hält sie fest,
und der Schnee bedeckt alles, was wachsen will,
unter einer sauberen, weißen Decke.
Vom Himmel fallen stille, perfekte Schneeflocken
und die Sonne ist weit entfernt.

Aber dann kommt die Sonne langsam wieder näher.
Die Schneedecke schrumpft,
der Frost muss seine Gefangenen freigeben,
Schlamm spritzt,
der Wind spielt mit dem toten Herbstlaub,
und dann kommt der Regen.

Das ist die Hoffnung.

Es war früh am Morgen, Herbst, und die Station war verschlossen und traurig. Ich war aufgestanden und hatte mich angezogen. Jetzt saß ich auf dem Bett, bereit für einen Tag, von dem ich wusste, dass er kaum mehr als Schmerzen bringen würde. Einen Tag ganz ohne Zukunft oder Sinn, aber trotzdem ein Tag, der gelebt werden musste. Deshalb hatte ich mich gewaschen und gekämmt, hatte das Bett gemacht, alles nach dem üblichen Schema. Und jetzt saß ich also auf dem Bett. Vor ein paar Tagen hatte ich in einem Anfall von Lebenslust mit einer Tür geknallt und war prompt vom Personal wegen meines ungebührlichen Verhaltens zur Rede gestellt worden: Ob ich denn nicht wisse, dass hier kranke Menschen wohnen? Ob ich denn keine Rücksicht nehmen könne? Doch, doch, das konnte ich schon. Außerdem verstand ich ihre Kritik, in Wahrheit war ich selbst schockiert über mein Verhalten – ich war doch ein liebes Mädchen und hatte nie zuvor mit einer Tür geknallt. Schließlich wusste ich ja, dass man so etwas nicht tut. Die Kommentare des Personals waren nicht sonderlich streng und enthielten auch keine Strafe. Ganz anders verhielt es sich mit dem Kapitän in meinem Kopf. Er war wütend und forderte, dass ich mich endlich zusammenriss, bevor noch alles ins Wanken geriet. Zum Glück hatte ich ihn, um mir zu helfen, und um Demut und Ruhe zu lernen, beschlossen er und die anderen, namenlosen Stimmen, die wie ein konstantes Brüllen durch meinen Kopf dröhnten, dass ich eine ganze Weile mit keinem mehr kommunizieren dürfe. Sie sagten nicht, wie lang diese Zeit sein würde, aber da so etwas zuvor schon einmal geschehen war, wusste ich, dass sie mir Bescheid geben würden, wenn die Zeit vorüber war. Bis auf Weiteres hatte ich jedenfalls zu schweigen. Ich durfte mit niemandem reden, durfte den Kopf nicht schütteln, nicht nicken, nichts. Und nicht essen, denn auch Essen war eine Form der Interaktion mit der Welt, die mich umgab, und damit verboten. Ich kam gar nicht auf die Idee, mich zu widersetzen. Mit der simplen Logik der Schuldgefühle wusste ich, dass ich etwas Schreckliches getan hatte und meine Strafe verdiente. Die Stimmen sagten auch, dass jemand aus meinem Umfeld sterben müsse, wenn ich so weitermachte, oder dass irgendwo eine größere Katastrophe wie ein Waldbrand oder eine Überschwemmung passieren würde. Nur wenn ich gehorchte, würde nichts geschehen. Auch das war nicht neu, und ich wusste inzwischen, dass niemand sterben würde, wenn ich tat, was sie wollten. Und damit saß ich da. Still und hungrig, ohne eine Möglichkeit, meine Gedanken mit jemandem zu teilen und vielleicht andere Gesichtspunkte meiner Situation aufzunehmen. Das war die totale Einsamkeit.

Ich wusste, dass der Nachtdienst vorbeischauen und nachsehen würde, ob ich aufgestanden war. Und dann würden sie mich auffordern, zum Frühstücken zu gehen. Ich wusste nicht, wer heute Dienst hatte, hoffte aber inständig, dass es einer von den Netten war. Manchmal wurden sie sehr wütend, wenn ich ungehorsam war, und das machte mich dann unendlich traurig. Ich wünschte mir nichts mehr, als angenehm zu sein, aber es war ja nicht möglich, allen auf einmal zu gehorchen, und da das Personal nicht damit drohte, jemanden umzubringen, hatte es auch nicht die erste Priorität. Wenn ich nicht kooperierte, zerrten sie mich manchmal mit Gewalt zum Esstisch und hielten mich fest, damit ich das Essen sah. Natürlich quälte mich das dann noch mehr, besonders wenn ich seit Tagen nichts gegessen hatte. Ich hatte schrecklichen Hunger, wusste aber trotzdem, dass ich nichts essen würde. Schließlich wollte ich lieber hungrig sein, als die Schuld am Tod eines Menschen auf mich zu laden. Ich hätte ihnen so gerne erklärt, dass ich nicht absichtlich so schwierig war, sondern nur das Richtige zu tun versuchte. Aber das konnte ich nicht erklären, schließlich durfte ich nicht reden. Und auch in den Perioden, in denen ich reden durfte, wählte ich meine Worte mit großer Vorsicht. Über die Stimmen sprach ich nur mit Menschen, denen ich voll und ganz vertraute. Erzählte ich ihnen, wie schlimm ich in Wirklichkeit war und wie viel Strafe ich verdiente, war es ja möglich, dass sie zu dem Schluss kamen, dass die Stimmen recht hatten und sich mit ihnen verbündeten, um mich richtig zu züchtigen. Dieses Risiko wollte ich nicht eingehen. Die Welt war nicht leicht zu verstehen, und die positiven Optionen längst verbraucht, so dass ich mich in der Regel irgendwie durchzumogeln versuchte. An diesem Morgen war ich rechtzeitig aufgestanden, hatte mich ordentlich angezogen und das Bett gemacht, um den Nachtdienst freundlich zu stimmen.

Ich hörte die Schritte auf dem Flur und spürte, wie mein Magen sich zusammenzog. Ich gewöhnte mich nie daran, mit Gewalt über die Station gezogen zu werden, wie oft das auch geschehen mochte. Dann klopfte es an der Tür und jemand steckte lächelnd den Kopf herein und rief freundlich »Guten Morgen!«. Meine Erleichterung war riesig, denn diese Schwester war wirklich nett. Und das war sie auch an diesem Tag. Sie redete freundlich mit mir, obwohl ich ihr keine Antwort gab. Dann bat sie mich, mit zum Frühstück zu kommen, aber ich antwortete natürlich noch immer nicht. Sie bot mir an, mit ihr allein im Aufenthaltsraum zu essen. Ich dürfe sogar meinen Teddy mitnehmen, auch wenn das sonst verboten sei – aber wenn mir das die nötige Sicherheit gäbe? Sie wollte mir sogar die Brote schmieren, Käse und Orangensaft, wie ich es am liebsten hatte. Dann streckte sie mir die Hand hin, eine aufmunternde Geste, um mir vom Bett hoch zu helfen, aber ich nahm sie nicht. Sie berührte mich nicht, zerrte nicht an mir herum, schimpfte nicht. Sie stand einfach nur da und fragte mich, ob ich mir wirklich sicher sei, dass ich nicht kommen wolle? Keine Antwort. Ich konnte weder etwas sagen noch den Kopf schütteln oder ihr mit den Augen zu verstehen geben, dass ich am Leben war. Ich saß einfach nur da, ein Klumpen auf einem Bett. Aber trotzdem hörte ich, was sie sagte. Bevor sie ging, sagte sie, dass sie erst in einer halben Stunde nach Hause gehen würde, und sollte ich es mir anders überlegen, könnte ich jederzeit an die Tür des Schwesternzimmers klopfen. Dann ging sie und schloss leise die Tür hinter sich. Ich war wieder allein und wünschte mir von ganzem Herzen, ihr danken und mit ihr essen zu dürfen, damit sie den anderen berichten konnte, dass ich bei ihr etwas gegessen hatte. Ich hätte ihr für die Freundlichkeit, die sie mir entgegenbrachte, so gerne etwas zurückgegeben. Aber das konnte ich nicht. Nicht einmal in der folgenden Woche, als ich wieder redete, schaffte ich es, darüber zu sprechen. Ich habe ihr niemals danken können. Aber hinter dem stummen Gesicht mit den leeren Augen war ich die ganze Zeit über, während sie bei mir gewesen war, dankbar und froh. Sie hat Freude in mir geweckt, und es war eine Freude, die an diesem traurigen Tag mehrere Stunden angehalten hat.

»Wir erreichen sie nicht«, sagen wir oft über sehr kranke Menschen. Ich habe das viele Male gehört, sowohl als Patientin als auch als Psychologin. Häufig kombiniert mit Resignation und Hoffnungslosigkeit: »Wir brauchen das nicht mal zu probieren, wir haben das schon so oft versucht, aber wenn sie in diesem Zustand ist, nützt das nichts. Dann können wir gleich aufgeben.« In Wahrheit wissen wir nie, was zu wem vordringt. Wir registrieren nur, was wir zurückbekommen, in Form von Antworten – oder eben *fehlenden* Antworten. Wie an dem Morgen, an dem ich weder antwortete noch reagierte. Ich habe nichts zurückgegeben. Und habe doch alles gehört, und damit nicht genug: Ich habe es empfangen, und es hat mich berührt.

Natürlich kommt es vor, dass wir andere Menschen mit unseren Botschaften nicht erreichen. Auch ist es möglich, dass das, was bis zu ihnen durchdringt, durch so viele Filter aus Verwirrung, Verletzbarkeit und Selbstverachtung gedrungen ist, dass es nichts mehr mit der ursprünglichen Botschaft zu tun hat. Telefone sind sowohl mit Empfängern als auch mit Sendern ausgestattet, und wenn beide Teile funktionieren, denken wir nicht groß über den Unterschied nach.

Wir hören, dass die Person, mit der wir reden wollen, antwortet, beginnen zu sprechen, bekommen ein Feedback und so weiter. Dann ist alles wie gewohnt. Doch manchmal beginnt derjenige, mit dem wir reden, nur noch »hallo!« zu rufen, »hallo?« oder »ist da jemand?«, obwohl wir uns doch gerade erst gemeldet haben. Nach einer Weile bemerken wir dann, dass der andere uns nicht hört, obwohl wir ihn hören. Er erreicht uns, aber wir können das Gehörte nicht bestätigen. Wir hören alles, doch uns ist die Möglichkeit zu antworten genommen worden. Das kann für beide Seiten ziemlich frustrierend sein, und es ist nicht weniger frustrierend, wenn es sich um Menschen und nicht um Telefone handelt. Es ist anstrengend zu reden, ohne zu wissen, ob das, was wir sagen, auch verstanden wird. Manchmal gibt es keine wirkliche Lösung. Freundlichkeit kann aber helfen. Und man sollte zumindest wissen, welche Möglichkeiten es überhaupt gibt.

Das Beste wäre es natürlich gewesen, wenn ich an jenem Morgen gefrühstückt und mit dem Personal nicht nur darüber gesprochen hätte, was die Stimmen sagten, sondern auch über meinen anhalten Konflikt zwischen dem »lieben Mädchen« auf der einen Seite und dem »lebendigen Leben« auf der anderen. Aber diese Möglichkeit gab es nicht. Es wäre auch schön zu fliegen, aber so ist die Welt nun einmal nicht, und ebenso unmöglich war es für mich, an diesem Morgen, mit der Schwester – oder jemand anderem – zu reden. Es gab bloß die Wahl zwischen einem angenehmen, ruhigen Morgen mit viel Freundlichkeit und Fürsorge, wenn auch ohne Essen, oder einem schrecklichen Morgen voller Wut und Zwang, Geschimpfe und Frustration – auch ohne Essen. Ich war froh darüber, dass sie mir Ersteres ermöglicht hat. Zum einen, weil mir dadurch an diesem üblen Tag ein besserer Morgen geschenkt wurde, und andererseits, weil das ein stiller Protest gegen die Verachtung der Stimmen war. Ich verstehe aber auch all jene, die sich für ein anderes Verhalten entschieden hätten. Denn ich weiß inzwischen, dass sie vieles für selbstverständlich und logisch hielten, das ich noch nicht einmal im Ansatz verstanden hatte. Für sie war es natürlich selbstverständlich, mir zu helfen oder es wenigstens zu versuchen, aber ich verstand das nicht. Ich verstand nicht, dass sie sich Sorgen machten, wenn ich nicht aß, und dass sie mir zu helfen glaubten, wenn sie mich zwangen, an den Mahlzeiten teilzunehmen. Auch sie waren verzweifelt, resigniert und voller Angst vor meinen Schmerzen, meiner Krankheit und meinem Drang, mich selbst zu verletzen; und vielleicht habe ich sie mit meiner fortwährenden, trotzigen Selbstverachtung sogar angesteckt. Inzwischen erkenne ich, dass sie aufrichtig versucht haben, mich zu ernähren, und da ich mich gut daran erinnere, wie hungrig ich war, habe ich das vollste Verständnis dafür. Das Dumme war nur, dass sie vergaßen, dass ich bereits unter dem konstanten Druck und dem Zwang meiner Stimmen stand. Dass ich mich selbst für schlecht und hoffnungslos hielt und dass sie nie ebenso effektiv werden würden wie meine Stimmen oder ich selbst, wenn es um Druck, Drohungen oder negative Konsequenzen ging. Was das anging, waren wir unendlich viel ausdauernder und gerissener, als sie es jemals sein konnten. Und damit waren ihre dezenten Drohungen »Wenn du nicht freiwillig kommst, tragen wir dich rüber« vollkommen effektlos. Es half nie, mit mir zu kämpfen. Ich war Schläge mehr als gewohnt, schließlich schlug ich rund um die Uhr selbst auf mich ein. Die Strategien, mit denen sie die Chance hatten, zu mir durchzudringen, basierten auf Freundlichkeit. Denn da hatten sie fast keine Konkurrenz.

Ich denke, es ist wichtig, den Menschen die Möglichkeit zu geben, aktiv am Leben teilzunehmen und nicht bloß Empfänger zu sein, denn nur so kann man einen Menschen aufbauen. Gleichzeitig weiß ich aber auch, dass es nicht immer möglich ist, derart viel von sich selbst zu geben. Manchmal ist das Chaos so groß, dass man es einfach nicht durchdringen kann, manchmal fehlt die Kraft oder der Mut. Wieder andere Male *will* man einfach nicht, weil man erst herausfinden muss, ob man etwas wert ist, weil man etwas *tut* oder einfach, weil es einen *gibt*. Unabhängig von all diesen Gründen ist die Art, wie einem begegnet wird, von entscheidender Bedeutung. Denn auch eine ausbleibende Reaktion ist eine Form der Kommunikation, die eine Antwort erwartet. Diese Antwort kann aus gesteigerten Anforderungen bestehen, aus Resignation, aus Wut, Verachtung, Moral oder Mitleid, was zumeist in Angst, Verwirrung, Müdigkeit oder Leere resultiert. Sie kann aber auch Freundlichkeit ausdrücken, Ermunterung, Zeit und Raum. »Ich sehe ja, dass du das jetzt nicht schaffst. Das ist okay, aber ich frag dann später noch einmal, wenn das für dich in Ordnung ist. Ich gebe dich nicht auf, auch wenn es jetzt nicht geht.« So etwas wird verstanden. Und selbst wenn die Antwort nicht gleich kommt, kann sie doch noch später erfolgen. Vielleicht. Es ist allerdings nicht sicher, dass die Antwort jemals denjenigen erreicht, der die Botschaft ausgesandt hat. Das ist aber auch nicht das Wichtigste. Wir haben die Verantwortung dafür, dass alles, was wir aussenden, so gut wie nur möglich ist. Früchte trägt das eventuell viel, viel später. Und es ist damit wie mit all der anderen Gartenarbeit, wir müssen damit rechnen, dass ein Großteil der Samen stirbt, von Vögeln gefressen oder durch das Graben der Nachbarkatze vernichtet wird. Es lohnt sich also, reichlich zu säen, damit etwas überbleibt. Und manchmal besteht der wichtigste Zweck eines Geschenks auch darin, dass man es ablehnen kann.

In dem Buch *Ein Baum wächst in Brooklyn* gibt Betty Smith eine wunderbare Beschreibung eines jungen Mädchens, das vor und während des ersten Weltkriegs in einem armen Arbeiterviertel aufwächst. Die Familie lebt weitestgehend von dem bisschen Geld, das die Mutter durch ihre Putzjobs verdient, und das ihr Vater, wenn er denn einmal nüchtern ist, als singender Kellner nach Hause bringt. Aber das Geld ist immer knapp, und es ist nicht selbstverständlich, dass immer alle satt werden. Trotzdem haben alle in der Familie ein Anrecht auf drei Tassen heißen Kaffee pro Tag, auch die Hauptperson Francie, die keinen Kaffee mag, wohl aber den Geruch und die Möglichkeit, sich ihre Hände an der Tasse zu wärmen. Wie die anderen bekommt sie jeden Tag ihren Kaffee, und jeden Tag kippt sie ihn ins Waschbecken, wenn sie genug daran gerochen hat und ihre Finger wieder warm sind. Die Menschen, die zu Besuch kommen, protestieren ob dieser Verschwendung, aber Francies Mutter weist die Vorwürfe zurück: Alle haben Anspruch auf ihren Kaffee, und es ist Francies Entscheidung, was sie damit macht. Also gießt Francie ihren Kaffee weiterhin weg und genießt das Gefühl der Verschwendung. Sonst sind es immer nur die Reichen, die etwas wegwerfen, aber das Ausleeren des Kaffees gibt ihr das Gefühl von Reichtum und Überfluss und bildet einen Kontrast zu dem sparsamen Leben, das sie sonst leben.

Ich denke oft an Francie, wenn ich an Besprechungen teilnehme, in denen über Patienten diskutiert wird, und dies nicht, weil der Kaffee von mieser Qualität ist, sondern weil häufig über Maßnahmen diskutiert wird, die »keinen Effekt haben«. Manchmal bin ich absolut der gleichen Meinung. Zum Beispiel, wenn es so aussieht, als ob ein Patient von einem Angebot nicht profitieren würde, oder – noch schlimmer – dass dieses Angebot sogar einen negativen Effekt hat. In solchen Fällen liegt es nahe, eine Maßnahme zu stoppen. Andere Male ist es schwieriger. Zum Beispiel bei Menschen, die schon sehr lange krank sind und die Angebote bekommen, die sie immer wieder aufs Neue ablehnen. Es ist fraglich, ob sie es jemals versucht haben, und ebenso fraglich ist es, ob sie das jemals tun werden. Natürlich erscheint so etwas dann nutzlos. Warum sollen wir immer fragen, ob sie mit spazieren gehen will, wenn wir doch wissen, dass sie es nicht will? Warum müssen wir sie immer einladen, an der Zeichengruppe teilzunehmen, wenn sie doch nie kommt? Können wir das dann nicht einfach sein lassen? Manchmal sollten wir das tun. Wenn die Teilnehmerzahl begrenzt ist und es andere Interessenten gibt, die davon profitieren könnten. Wenn das ewige Fragen einen kontinuierlichen Stress für den Betreffenden darstellt, oder wenn dies aus anderen Gründen nicht gut ist. Aber wenn es keine eindeutig negativen Konsequenzen gibt, muss ich oft an Francie denken, und in diesen Fällen meine ich, dass wir vielleicht doch weitermachen sollten. Denn wenn man lange krank war und die klar definierte Rolle desjenigen innehat, der immer nur nimmt, kann es ein guter und notwendiger Luxus sein, endlich einmal in der Lage zu sein, eines der Angebote, die das Gesundheitssystem einem zuteilwerden lässt, abzulehnen. Reichtum und Würde kann man nicht nur mit Geld messen, sondern auch mit Zeit, Möglichkeiten und Alternativen. Und manchmal kann die Möglichkeit, »nein« zu sagen, ebenso wichtig sein wie die Teilnahme an einem Beschäftigungsprogramm.

Es geht um Perspektiven, um die Frage, worauf man das Hauptaugenmerk legt. Sehen wir ein Angebot, das nicht wirkt, oder sehen wir ein Angebot, das dem Patienten die Gelegenheit bietet, auszutesten, wie es sich anfühlt, etwas auszuschlagen? Sehen wir eine trotzige Patientin, die zum Essen gezwungen werden muss, oder ein Mädchen, das Todesängste hat und sich nach Sicherheit und Gnade sehnt?

Vor vielen Jahren hörte ich eine Anekdote über einen Professor, der seinen Studenten ein weißes Blatt zeigte mit einem winzigen schwarzen Punkt in der Mitte, und der sie dann fragte, was sie sehen. Alle sagten, sie sähen einen kleinen schwarzen Punkt. Ganz sicher? Ja, ganz sicher. Niemand da, der etwas anderes sieht? Nein, alle sahen einen kleinen schwarzen Punkt, und niemand sah eine große weiße Fläche. Es ist leicht, über diese Studenten zu lachen, doch ich weiß, dass auch ich mich jeden Tag aufs Neue so verhalte. Ich fokussiere auf etwas und übersehe damit etwas anderes, das mir eigentlich ebenso deutlich auffallen sollte. Aber Menschen wägen nicht immer ab oder ziehen Bilanz, außerdem ist es nicht immer wirklich klar, was »richtig« oder »wichtig« ist oder worauf man sich konzentrieren sollte. Arbeitet man mit kranken Menschen, ist es nicht einmal sicher, wie das »besser gehen« aussieht. Manchmal äußert sich dies in Humor, manchmal in Weinen oder Schreien oder auch darin, mit einer Tür zu knallen. Wieder andere Male äußert es sich ganz anders.

In einer Zeit, in der es mir besser zu gehen begann, wohnte ich in meiner eigenen Wohnung. Mehrere Wochen hintereinander stand ich jeden Samstag und Sonntag sehr früh auf und zog einen knallroten Rock an. Ich lud meinen Walkman mit lauter Musik und ging zu meiner alten Schule. Wenn ich dort angekommen war, zog ich die Schuhe aus, schaltete die Musik ein und tanzte wild über den Schulhof, auf dem ich viel zu oft nur still und geduldig wie ein Schaf herumgestanden hatte. Damals, als die Stimmen zu mir gekommen waren, hatte ich die Einsamkeit für mich tanzen sehen. Sie trug ein Kleid, das gleichzeitig einfarbig blau und weiß war. In meinen Halluzinationen hatte ich die pastellfarbenen Kleider abgelegt und trug ein rotes Kleid. Jetzt hatte ich keine Halluzinationen mehr und mir stattdessen in Ermangelung des roten Kleids einen roten Rock angezogen. Ich stand auch nicht mehr still da, wie ich es getan hatte, als ich dem kontrollierten, traurigen Tanz der Einsamkeit zugesehen hatte, sondern tanzte selbst über den Schulhof, den ich so gehasst hatte und auf dem ich gemobbt worden war, gedemütigt und geschlagen. Die Erkenntnis war vielleicht noch nicht ganz in meinem Kopf angekommen, vermutlich wusste ich aber trotzdem, dass mir der Hass nicht weiterhalf und dass ich inzwischen wirklich genug über die Geschehnisse gesprochen hatte. Jedes weitere Wort hätte mich nur noch mehr verbittert. Es war alles gesagt worden, und um das Geschehene wirklich hinter mir zu lassen, tanzte ich.

Ich bin froh, dass mich niemand gesehen hat. Es wäre einfach nur schrecklich, peinlich und traurig gewesen, wenn sie in meinem Versuch, ein Leben zu finden, Symptome der Krankheit gesehen hätten. Und weitergeholfen hätte mir das auch nicht. Diese Sache musste ich allein klären. Und wenn ich spürte, dass es vorbei war, würde ich so etwas nie wieder tun. Nicht weil es irgendwie krank war, sondern weil ich mit diesem Thema abgeschlossen hatte und es nicht mehr brauchte. Ich musste tanzen. Ich tanzte. Und dann ging ich weiter. Hätte jemand das gesehen, hätte er sicher gleich einen ganzen Haufen von Symptomen ausgemacht, vielleicht zu Recht, andererseits hätte er dann aber auch die große weiße Fläche aus Lebenslust und den Wunsch übersehen, ein bisschen Farbe und Musik in den Schulhof zu bringen, bevor ich ihn hinter mir ließ. Der Punkt war da. Die Fläche war da. Beides sichtbar, es kam nur darauf an, auf was man fokussierte.

Ein wichtiger Begriff innerhalb der Psychiatrie ist »Verständnis.« »Die Patienten haben kein Krankheitsverständnis«. Das ist nicht gut. Oder: »Die Patienten beginnen langsam, ihre Krankheit zu verstehen.« Das ist besser. In der Praxis bedeutet das, dass ein Patient einsieht, krank zu sein und Hilfe zu brauchen. Einer Person, die sich selbst nicht als krank erachtet, ist nur schwer zu helfen. Es ist deshalb eine Art Grundvoraussetzung für eine freiwillige Behandlung, dass die zu behandelnde Person in einem gewissen Grad ihre eigene Lage erkennt. Aber gerade weil dieser Begriff so extrem bedeutungsvoll ist – gerade auch um Zwangsmaßnahmen zu minimieren –, macht es mir Sorgen, dass wir häufig sehr kleinlich sind, was diese Einsicht angeht, und mitunter einfach zu viel von unseren Patienten verlangen. Es reicht nicht, dass sie bis zu einem gewissen Grad »ein bisschen« einverstanden sind, nein, häufig fordern wir, dass sie das ganze »Paket Krankheit« akzeptieren. Ich bin mir wirklich nicht sicher, ob das in jedem Fall notwendig ist.

Zurzeit wohne ich in der Hedmark. Das ist ein Landesteil mit langen Wintern, viel Schnee und vielen Kilometern auf schlecht geräumten Straßen. Manchmal, wenn ich auf einer dieser schmalen, schlaglochreichen, vereisten Straßen unterwegs bin, womöglich bei dichtem Schneetreiben und schlechter Sicht, denke ich, dass ich genau auf solche Art mein Leben erlebt habe, bevor ich als psychisch krank diagnostiziert wurde. Wie eine glatte, gefährliche Straße, von der zu rutschen ich beständig fürchtete, und mit so dichtem Nebel und Schneetreiben, dass der weitere Straßenverlauf unmöglich zu erkennen war. Und weil ich heute im psychiatrischen Gesundheitssystem arbeite, würde ich mir wünschen, sagen zu können, dass die Begegnung mit dem Gesundheitswesen so etwas wie das Räumfahrzeug war, das sich vor mich geschoben und mich sicher durch das Unwetter geleitet hat. Aber so war es nicht. Meine erste Begegnung mit dem System war eher wie ein Elch, der plötzlich und unerwartet von links auf die Straße sprang und mit mir zusammenstieß, so dass es uns beiden den Atem verschlug. Es knallte, und danach war die Welt nie wieder die gleiche. Dennoch war mir klar, dass ich auch ohne diesen Elch im Straßengraben, wenn nicht sogar in irgendeinem tiefen Abgrund gelandet wäre. Er hat nichts schlimmer gemacht, als es war, ich frage mich nur, warum der Zusammenstoß so plötzlich und so hart kommen musste? Ich habe die Tagebücher gelesen, die ich in der Zeit vor meiner Diagnose und direkt danach geschrieben habe. Sie sind voller Notrufe eines gequälten Teenagers. »Helft mir, bitte, irgendjemand muss doch da sein! HILFE!« »Ich verstehe nicht, was hier vor sich geht, alles dreht sich, alles geht kaputt.« »Alles wird nur noch schlimmer und schlimmer. Wie beschissen wird das denn noch? Verdammt, ich habe Angst vor dieser Scheiße!« Und so weiter und weiter, Seite um Seite. Ich wusste, dass sich alles drehte. Ich wünschte mir Hilfe. Es steht dort geschrieben, in einer verzweifelten Handschrift mit Datum, wieder und wieder. Aber ich habe auch die ersten medizinischen Berichte über mich gelesen. »Der Patientin fehlt die Einsicht in ihre Krankheit.« Wie konnten wir derart unterschiedlicher Meinung sein? Oder waren wir es gar nicht? Haben wir nur dasselbe Blatt beschrieben, sie den Punkt und ich die Fläche? Es stimmt natürlich, dass ich die Diagnose »Schizophrenie« nicht akzeptieren wollte. Sie sagten, das sei eine chronische, vielleicht angeborene Krankheit, mit der ich den Rest meines Lebens leben müsse. Um dies anzunehmen, hätte ich meine Hoffnung verkaufen müssen, und das wollte ich nicht. Ich bin noch heute der Meinung, dass dieser Preis zu hoch ist. Sie wollten mich davon überzeugen, dass der Kapitän in Wirklichkeit gar nicht existierte, dass es ihn nur in meinem Kopf gab und er ein Symptom meiner angeborenen Geisteskrankheit war. Auch darauf habe ich mich nie eingelassen. Der Preis dieses Einverständnisses wäre gewesen, dem Kapitän jeglichen Sinn abzusprechen und ihn als zufälliges Symptom anzuerkennen, wie Husten oder Ausschlag, als einen bloßen Effekt der Krankheit und damit nicht als etwas, das man verstehen konnte oder sollte. Wäre ich damals bereit gewesen, diesen Preis zu zahlen, hätte ich vielleicht nie die Gelegenheit bekommen, mit den Problemen zu arbeiten, die der Kapitän auszudrücken versuchte, und vielleicht wäre ich ihn dann nie ganz losgeworden. Das Verständnis für die eigene Situation ist wie gesagt eine Notwendigkeit, um behandelt zu werden, ich bin aber trotzdem der Meinung, dass es bei Weitem ausreicht, wenn sich Arzt und Patient in *gewissen Punkten* einig sind. Darin zum Beispiel, dass ein Patient extrem verletzbar ist oder dass er oder sie Schmerzen hat oder »etwas in ihrem Kopf nicht stimmt«. Oder sonst irgendetwas. Und vielleicht könnten wir dann auch ertragen, in anderen Punkten nicht der gleichen Meinung zu sein. Vielleicht glaubt der Arzt, dass der Grund für die Unordnung im Kopf das aus dem Gleichgewicht geratene Dopaminsystem ist, während der Patient Strahlung als Ursache sieht. Vielleicht haben sie beide recht, in gewisser Weise, denn auch Patienten, die nie irgendwelcher wirklichen Strahlung ausgesetzt waren, können doch Opfer von Mobbing oder Quälereien oder irgendetwas anderem gewesen sein, das sie nachhaltig geschädigt hat. Es kommt nicht wirklich darauf an, wer recht hat oder in welchen Punkten die Meinungsverschiedenheiten liegen, sondern darauf, worüber man sich einig ist. Das Fazit, dass da etwas nicht in Ordnung ist, sollte im Prinzip ausreichen, um mit einer Behandlung zu beginnen. »Etwas stimmt nicht, und deshalb brauchst du Hilfe.« Von diesem Punkt aus kann man dann ganz langsam weitergehen. »Wir sind uns nicht in allen Punkten einig, du siehst noch immer einen Punkt, während ich die Fläche sehe, aber wir stimmen darin überein, dass wir ein Blatt Papier vor uns haben.« Das ist ein besserer und ruhigerer Anfang als immer darum kämpfen zu müssen, den anderen von seiner Meinung zu überzeugen. Denn einen solchen Kampf kann niemand gewinnen. Trägt der Patient den Sieg davon, haben beide verloren, denn dann wird nichts aus einer Behandlung auf der Grundlage einer freiwilligen Zusammenarbeit, die notwendig für ein gutes Resultat ist. Gewinnt der Therapeut, haben ebenfalls beide verloren, denn zerstörte Selbstbilder repariert man nicht mit verlorenen Kämpfen. Da ist es besser, den Kampf auszusetzen, um Vertrauen zu gewinnen.

Ich habe lange gekämpft. Habe mich geweigert, klein beizugeben und ihre Definition von Einsicht zu akzeptieren. Aber selbst der widerborstigste Esel wird irgendwann müde, und so habe auch ich eines Tages kapituliert. Ich sagte, sie hätten recht, ich verstünde jetzt, dass ich krank sei, dass die Stimmen zu dieser Krankheit gehörten und ich lernen müsse, damit zu leben. Dann ging ich in mein Zimmer und holte meine Malsachen hervor. Über lange Zeit hatte ich geheult und geschrien, um mich geschlagen und gegen die ganze Welt gekämpft. Ich hatte mich bis aufs Blut gekratzt, um zu beweisen, dass ich lebte, und meine Zeichnungen zeigten wieder und wieder ein kleines Mädchen in einem roten Kleid, das gegen ein Heer von Teufeln und Wölfen kämpfte. Jetzt malte ich ein ruhiges, eingefrorenes Bild, denn im Winter regnete es nicht. Dann bedeckt der Schnee all das, was wachsen will, mit einer reinen, weißen Decke. Auf der Zeichnung nagelten die Teufel den Deckel auf einen glänzend weißen Sarg. Still und friedvoll. Auf jeden Fall für eine Weile. Denn auf der Zeichnung, die ich noch immer habe, ist die eine Ecke des Sargs trotzig blutrot. Die Krankenakten sprechen von einigen Wochen resignierter Ruhe, bis das Chaos wieder losbrach; mit Heulen, Geschrei und fehlender Einsicht. Die Sonne lugte wieder hervor, Orkanböen rissen all das Tote weg, und es regnete Blut und Tränen. Nicht gerade rein und ordentlich. Nicht wirklich gut. Nichts, wonach man sich sehnen müsste. Aber trotzdem Leben. Ein schwarzer Punkt von einer Krankheit. Eine große Fläche aus Trotz. Es ist das gleiche Blatt, das wir betrachten, es gibt also keinen Grund, über die Wirklichkeit zu streiten. Es kommt vielmehr darauf an, zusammenzuarbeiten, denn nur *das* gibt Hoffnung.

Popcorn

Manche Menschen sind
wie ungepopptes Popcorn,
klein und hart.

Aber gib ihnen ein bisschen Wärme
und du wirst überrascht sein,
was passiert!

Es war die Morgenbesprechung auf der Station. Wie an jedem anderen Morgen saßen wir im Kreis auf unseren Stühlen, sieben oder acht Angestellte und zwischen fünfzehn und zwanzig Bewohner. Auf dieser Station waren wir Bewohner, keine Patienten. Es war eine Langzeiteinrichtung, aktive Behandlung gab es nicht, denn das wurde entweder als unnötig oder als aussichtslos eingeschätzt, je nachdem. Die Bewohner gehörten in der Regel zwei Kategorien an. Solche, die erschöpft und deprimiert waren und für eine Zeitlang Ruhe und Entlastung brauchten, bis es ihnen mehr oder weniger von selbst wieder besser ging und sie nach Hause konnten. Und es gab diejenigen, die schon so lange krank waren, dass sie ständige Pflege und Hilfe brauchten und für die es kaum noch Hoffnung gab, so dass eine Behandlung nicht für wichtig erachtet wurde. Ich gehörte zu der zweiten Gruppe.

Wir kannten uns gut, schließlich wohnten wir alle schon lange dort. Die meisten von uns waren bereits Wochen oder Monate dort, einige sogar Jahre, und wir alle hatten schon unzählige Male an diesen Besprechungen teilgenommen. In der Regel waren sie schrecklich langweilig. Jemand vom Personal leitete die Besprechung, und einer der Bewohner musste ein Protokoll führen, das später vom Besprechungsleiter abgesegnet und unterschrieben wurde. Das Programm war immer das gleiche: Die Pläne für den Tag, ein Durchgang, wer für welche Aufgaben im Haus zuständig war, eventuelle Bekanntmachungen und dann ein Punkt »Verschiedenes«, bei dem jeder sagen konnte, was er auf dem Herzen hatte. Hatte niemand etwas zu sagen, was meistens der Fall war, saßen wir still da, bis die Besprechung zu Ende war. Sie dauerte eine halbe Stunde, egal ob jemand etwas vorzubringen hatte oder nicht. Es kam vor, dass ich diese Besprechungen nutzte, um mir auszurechnen, wie viel Zeit wir im Laufe eines Monats in dieser Runde verbrachten, oder in einem Vierteljahr, einem Jahr und so weiter. Natürlich war eine solche Rechnung nicht dazu geeignet, mich glücklich zu machen, so dass ich in der Regel versuchte, an etwas anderes zu denken. Ich zählte die Stühle des Kreises, die Stuhlbeine, die Fenster, versuchte mich an Gedichte oder Liedertexte zu erinnern, sagte mir im Kopf irgendwelche Kinderreime auf, ein Wort für jeden Stuhl und zählte die Runden, bis ich fertig war. Oder ich sah aus dem Fenster, wenn mein Stuhl dafür richtig platziert war.

Manchmal sprachen wir aber auch aktuelle Themen an und versuchten eine Lösung für Probleme zu finden, die uns alle angingen. Zum Beispiel die Tatsache, dass sich zwanzig Personen im Alter zwischen zwanzig und siebzig einen Fernseher teilen mussten. Das führte schnell zu Konflikten, und so wie die Diskussion lief, wurde mir rasch klar, dass wir uns nie darüber einigen würden, ob Halvard Flatland als Showmaster etwas taugte oder nicht. Warum sollten wir das auch? Ich hatte noch immer meine Wohnung, und in dieser Wohnung stand ein voll funktionsfähiger Fernseher, ja ich hatte sogar alle Gebühren bezahlt. Die Wohnung lag nur einen Kilometer von der Einrichtung entfernt, und Mama hatte ein Auto. Auf der Station gab es neben dem Gemeinschaftsraum zwei separate Sitzecken. In einer davon könnte der Fernseher aufgestellt werden, ohne dass dadurch diejenigen gestört würden, die in der anderen saßen. So hätten wir etwas mehr Wahlmöglichkeiten und die Gelegenheit, Flatland aus dem Gemeinschaftsraum zu verbannen. Der Plan war gut. Nach einer gründlichen Diskussion zwischen Pflegern und Patienten mit den unterschiedlichsten Formen von Angst, Paranoia und Depression gab es keine Argumente gegen diesen Plan, so dass wir uns einig wurden, es so zu machen. Der Fernseher sollte noch am gleichen Nachmittag geholt werden. Ein paar der kräftigsten Bewohner wollten mitkommen, um das Gerät zu tragen. Doch als die Frühschicht nach Hause gegangen war, wir unser Mittagessen gegessen hatten und beim Kaffee der Spätschicht unsere Pläne für den Nachmittag nannten, erfuhren wir, dass nichts davon im Bericht stand. Wir dachten, das sei egal, es war ja von allen so beschlossen worden. Es stand aber auch nichts im Protokoll, das mit seinen wenigen Zeilen auffallend kurz war, aber der Protokollant bestätigte, dass es so entschieden worden sei, er nur keine Lust gehabt habe, das alles aufzuschreiben. Fakt war nun aber, dass der Plan im Bericht nicht erwähnt worden war und auch nicht in dem unterschriebenen Protokoll stand. Damit war es keine offizielle Abmachung und folglich auch nicht ausführbar. Es nützte nichts, dass wir alle, die wir ja an dieser Besprechung teilgenommen hatten, bestätigten, dass es so entschieden worden sei und dass wir bereits Mama informiert und einen

Termin zum Abholen vereinbart hatten. Nichts half, da es von keinem Mitarbeiter der Station bestätigt werden konnte.

Eigentlich war mir das ganze Projekt ziemlich egal. Ich habe noch nie gerne ferngesehen und damals schon gar nicht – es störte meine eigenen Bilder. Es machte mir nichts aus, dass wir das nicht schnell regeln konnten, schließlich dauerte diese Situation ja schon Wochen und Monate an, so dass es eigentlich nicht eilte. Nicht der Fernseher war wichtig, sondern die Tatsache, dass uns nicht geglaubt wurde, dass wir nicht glaubwürdig waren. Ich dachte an etwas, das ich einmal gehört hatte, dass es nämlich vor der offiziellen Gleichstellung der Frau sogar rechtlich festgehalten war, dass man zwei offizielle Aussagen von Frauen brauchte, um die Zeugenaussage eines Mannes aufzuwiegen, da Männer wertvoller und verlässlicher seien als Frauen. In diesem Fall reichten zwei nicht. Wir waren fünfzehn erwachsene Menschen, die das Gleiche sagten, ohne dass es irgendetwas nützte – weil das Personal es nicht abgezeichnet hatte. Natürlich ließ mich das im Kopf wieder nachrechnen: Wenn zwei Frauen den gleichen Wert haben wie ein Mann, wie viele Patienten braucht man dann, um einen Angestellten aufzuwiegen? Ich habe nie eine Antwort erhalten. Tief in meinem Inneren wusste ich, dass wir an diesem Tag so viele hätten sein können, wie wir wollten. Es hätte alles nicht geholfen. Wir hätten nie die gleiche Glaubwürdigkeit gehabt wie ein Angestellter. Denn davon stand nichts in den Regeln. Und wurde den Regeln Folge geleistet, entstand auch kein Schaden.

Am nächsten Tag wurde die Abmachung noch einmal angesprochen, von jemand vom Personal bestätigt und im Bericht abgezeichnet. Wir machten einen neuen Termin mit meiner Mutter und holten den Fernseher. Es half, die Konflikte etwas einzudämmen, und die Armen, die »Das Glücksrad« tatsächlich mochten, konnten es schauen, ohne gestört zu werden. Für mich aber spielte das keine wesentliche Rolle. Wirklich geärgert hat mich, dass sich nie jemand bei uns entschuldigt hat. Es wurde einfach nicht als Problem angesehen, dass man uns nicht geglaubt hatte, und wenn ich etwas darüber zu sagen versuchte, bekam ich nur als Antwort, dass es mir nur gut tun würde, ein bisschen Planung und Ausdauer zu üben. Ich war lange genug in dem System, um gelernt zu haben, dass in der Regel ich die Fehler machte und diese Fehler auf meine Krankheit zurückzuführen waren, so dass ich nicht viel dazu sagte. Aber in meinem Tagebuch notierte ich ein Zitat aus einem Gedicht von Inger Hagerup: »Sei ungeduldig, Mensch!« Sie redet nicht vom Transport eines Fernsehers. Sie redet von Diskriminierung, Ungerechtigkeit, Machtmissbrauch und Unterdrückung. Und im Grunde wollte auch ich darüber reden, wenn das denn möglich gewesen wäre.

Es gibt innerhalb der Psychiatrie viele Regeln. Leben Menschen über eine gewisse Zeit auf begrenztem Raum zusammen, sind Regeln wichtig, das wissen alle, die einmal in einer Hausgemeinschaft zusammengelebt haben. Aber sollen sich diese Menschen auch wohlfühlen, sich geborgen fühlen und einen positiven Umgang miteinander pflegen, müssen diese Regeln vernünftig ausgelegt sein. Sie müssen verständlich sein, gerecht, praktikabel und nicht zu detailliert. Das wissen alle, die mal in einer Wohngemeinschaft gelebt haben, ebenso gut wie psychiatrische Patienten in einer Einrichtung wie der unsrigen.

Auf einer Station, auf der ich gewohnt habe, war es verboten, zwischen den Mahlzeiten zu essen. An einem sehr warmen Sommertag saßen wir zu dritt im Gemeinschaftsraum, eine Schwester, ein Teenager und ich. Es war eine geschlossene Abteilung, ohne die Möglichkeit, ein Fenster zu öffnen, und es gab auch nicht genug Personal, als dass wir hätten nach draußen gehen können. Die Wärme quälte uns, und der Junge bat um ein Glas Wasser. Aber das wurde ihm verwehrt, wenn er Durst hätte, könne er aus dem Wasserhahn auf dem Klo trinken, man habe nicht die Erlaubnis, zwischen den Mahlzeiten zu essen. Trotzdem gab er nicht klein bei, schließlich wollte er ja nicht essen – sondern trinken und zwar aus einem Glas. Und er wollte Eiswürfel. Die Antwort war »nein«, er könne zwischen den Mahlzeiten kein Glas bekommen und sicher nicht mit Eiswürfeln – ob er denn vergessen habe, dass er abnehmen solle? Er war jünger als ich und sehr krank, so dass er das Argument schließlich etwas mürrisch akzeptierte. Ich sagte nichts, in dieser Woche redete ich überhaupt nicht, aber ich war sauer. Denn Regeln sind gut, aber es ist nicht gut, Menschen anzulügen. Außerdem gibt es doch wohl Grenzen, was man als Argument vorschieben darf, um sich nicht vom Sofa wegbewegen zu müssen – insbesondere wenn das Teil der Arbeit ist. Natürlich ging es bei dieser Sache nicht nur um Regeln, sondern auch um Faulheit. Trotzdem ist es die Regel, die mir im Kopf geblieben ist. Die Schwester hatte die Macht, zu bestimmen, zu definieren und damit Regelwerk und Wahrheit zu verwalten. Sie konnte uns zum Gehorsam zwingen, nicht aber dazu, mit ihr einer Meinung zu sein. Denn Regeln, die nicht logisch sind, sondern lediglich dumm, schaffen keinen Respekt. Sie führen zu Demütigung, Ohnmacht und Verachtung.

Gute Regeln hingegen geben Sicherheit. Es war auf den verschiedenen Stationen, auf denen ich gelebt habe, mitunter anstrengend, mich immer wieder auf neue Menschen einzustellen, die über mich bestimmen würden. Einige befolgten die Regeln viel zu genau, was unangenehm und frustrierend war, andere handhabten die Regeln zu lasch, was mir Angst machte. Ich wusste, dass ich nicht immer die volle Kontrolle über mich hatte, dass die Stimmen mich steuerten und ich nicht in der Lage war, zu verstehen, was ich eigentlich verstehen sollte. Da war es nicht leicht, mit Praktikanten oder Aushilfen zu arbeiten, die uns in ihrem Übereifer, »nett« zu sein oder »mehr« aus uns herauszuholen und uns »Verantwortung« zu geben, Aufgaben aufhalsten, die wir nicht in der Lage waren zu bewältigen. Es ist nicht so klug, Sechsjährigen das Auto zu leihen, egal wie viel Lust sie am Fahren haben. Das ist einfach unverantwortlich und lebensgefährlich. Es war auch nicht immer klug, mich einen »kleinen Spaziergang allein« unternehmen zu lassen, wenn ich eigentlich nicht die Erlaubnis hatte, allein zu gehen, und noch nicht einmal darum gebeten hatte. Natürlich ging ich dann, ich konnte den Stimmen doch nicht zeigen, dass ich eine solche Möglichkeit ausließ, und natürlich haute ich dann auch ab. Mit der Folge, dass ich eine ganze Nacht alleine draußen verbrachte, zu dünn angezogen und total verängstigt, verwirrt. Die Polizei fand mich schließlich und brachte mich zurück – nicht weil ich etwas Falsches getan hatte, sondern weil die Station mich als vermisst gemeldet hatte. Sie sagten, ich sei abgehauen, und meine Behauptung, eine der Schwestern habe gesagt, »ich könne ruhig gehen«, wurde als nicht wesentlich glaubwürdiger als mein sonst immer vorgebrachtes »aber der Kapitän hat gesagt ...« beurteilt. Eine Rolle spielte das aber nicht. Diese Schwester wollte einfach nur nett sein, und sicher bekam sie es mit der Angst, als sie merkte, dass da etwas schief gelaufen war. Verstehen kann ich das. Gleichzeitig erinnere ich mich daran, wie beängstigend es war, abhängig von einem äußeren Rahmen zu sein, der von missverstandener Freundlichkeit gesprengt wurde.

Auch Ferien waren immer eine schwierige Zeit. Dann verschwand das bekannte Personal und mit dem neuen kam die Unsicherheit. Die Schwestern sahen meine wachsende Unruhe und versuchten, sie zu lindern. Sie erklärten mir, dass sie die Ferien brauchten und ich das nicht als Ablehnung verstehen solle. Sie würden ja zurückkommen, und dann markierten sie diesen Tag auf dem Kalender. Die nettesten schickten auch Karten, um zu zeigen, dass sie noch immer da waren und mich nicht vergessen hatten, auch wenn sie nicht zur Arbeit kamen. Die klügsten von ihnen entwickelten klare Regeln und Behandlungspläne, hängten eine Kopie davon für alle sichtbar in mein Zimmer und legten eine weitere in meine Mappe im Schwesternzimmer. Auf diese Weise kamen nie irgendwelche Zweifel auf, welche Regeln galten und innerhalb welcher Grenzen es mir am besten ging. Das war noch besser, denn es gab meinem Leben Sicherheit, bis sie wieder zurückkamen.

Die Regeln sind für die Patienten da, und sie müssen von den Patienten eingehalten werden. Dabei vergisst man leicht, dass diese Regeln auch vom Personal und allen weiteren Mitarbeitern des Systems befolgt oder wenigstens verfolgt werden müssen. Sind die Regeln gut und vernünftig, steigt auch die Wahrscheinlichkeit, dass sie eingehalten werden. Man verfällt leicht dem Glauben, dass man umso bessere Kontrolle hat, je mehr Vorschriften es gibt. Aber so ist es nicht.

Ich war an Orten mit wenig generellen Regeln, ergänzt durch ein paar Handlungsanweisungen, die speziell an meine Situation in dieser Zeit angepasst waren. Ich war auch in Institutionen mit einer umfangreichen Hausordnung und darüber hinaus sehr weitreichenden Bestimmungen für alles Mögliche. Ich habe dabei die Erfahrung gemacht, dass die Vorhersagbarkeit und Sicherheit in den Abteilungen am größten ist, in denen es nur wenige Regeln gibt. Dort ist zwar nicht alles reguliert, die wenigen Regeln, die es gibt, werden dafür aber eingehalten. Ich konnte an diesen Orten auf einige Dinge absolut vertrauen, und das machte mein Leben übersichtlicher.

In Einrichtungen, in denen es Regeln für alles gab, fehlte die Garantie dafür, dass dieses Regelwerk auch eingehalten wurde. Einige Pflegekräfte hielten sich an wirklich jeden Paragraphen, genau wie es geschrieben stand und ohne darüber nachzudenken, ob ihr Verhalten in der entsprechenden Situation auch logisch nachvollziehbar war. Andere zogen es vor, »nett« zu uns zu sein, mit mehr oder weniger guten Resultaten. Ich denke, es war sicher nicht sonderlich angenehm, dort zu arbeiten, und ich weiß, dass es ganz sicher nicht angenehm war, dort zu wohnen. Denn dort lebte ich beständig im Ungewissen.

Regeln sind wichtig. Das Vorhandensein von Regeln und ihre Einhaltung können den Unterschied zwischen Gut und Schrecklich ausmachen. Ich weiß noch, wie ungeheuer bedeutend sie dafür waren, wie es mir ging, als sie mein Leben und meine Tage regulierten. In meinem Kopf schwirren noch immer eine Unzahl von Episoden und Geschichten herum, wie beängstigend und übel es war, wenn die Dinge auf einmal nicht funktionierten. Gleichzeitig wundert es mich ein bisschen, dass ich nicht eine einzige Erinnerung an eine gute Geschichte über diese Regeln habe. Ich versuche ja, möglichst objektiv zu sein, und erinnere mich für gewöhnlich an gute wie an schlechte Dinge, warum fehlen mir dann also positive Erinnerungen an Regeln?

Je mehr ich darüber nachdenke, desto bewusster wird mir, dass Regeln wie Schuhe sind. Wenn sie dich quälen, wenn sie drücken, nass sind, nicht passen oder Blasen machen, spürt man sie sehr deutlich. Aber wenn sie sind, wie sie sein sollen, spürt man sie nicht. Dann stützen sie einen, geben Wärme und Schutz, helfen einem, ans Ziel zu kommen, entlasten und erleichtern. Ich habe viele Geschichten über die Umzüge am siebzehnten Mai, unserem Nationalfeiertag, gehört. Über neue Schuhe und Blasen, aber nicht eine über Tage, an denen die Schuhe perfekt gesessen haben. Dann konzentrieren wir uns auf das Wichtige. Was haben wir getan? Mit wem waren wir zusammen? Was ist passiert? Wie war das Wetter? Dann sind die Schuhe nicht wichtig, wenn sie auch ganz gehörig Einfluss darauf haben, ob der Tag gut wird oder nicht.

Und wie Schuhe müssen auch Regeln individuell angepasst werden, um gut zu funktionieren. Es ist nicht schön, an einen Arbeitsplatz zu kommen, an dem alle neuen Ideen und Impulse mit einem »Das machen wir hier eigentlich nicht so« abgetan werden. Und es hilft nicht sonderlich, auf eine Station zu kommen, auf der es eine Unmenge von detaillierten Regeln gibt, die für alle gleich sind, und auf der die Regeln nur befolgt werden, weil es eben Regeln sind. Wird das Regelwerk diskutiert, geht es häufig um die großen, lebenswichtigen Entscheidungen, darum, wo wir die Grenzen setzen, wenn es um Leben oder Tod geht. Aber derart zentrale Entscheidungen sind eigentlich nicht sonderlich schwer zu treffen. In Ausnahmefällen kann es zwar mal Zweifel geben, und es ist auch möglich und sicher auch notwendig, Diskussionen darüber zu führen, was man tun soll, wenn unzurechnungsfähige Patienten sich das Leben nehmen wollen, oder ob Selbstverletzung akzeptiert werden kann. In seltenen Fällen können Kleinigkeiten tatsächlich den Unterschied zwischen Leben und Tod ausmachen, weshalb wir natürlich über diese Themen nachdenken. Aber trotzdem sind diese Ausnahmen selten das Wichtigste für unsere tägliche Arbeit. Petersilie ist eines der Lebensmittel, das am meisten Eisen enthält. Trotzdem ist Petersilie keine besonders wichtige Eisenquelle in der norwegischen Ernährung, weil wir sie einfach nicht oft genug essen. Unser typischer brauner Käse enthält viel weniger Eisen, ist aber dennoch wichtiger, weil die meisten von uns den viel häufiger essen als Petersilie. Genauso verhält es sich mit Regeln. Die großen Entscheidungen sind zwar wichtig, aber die kleinen, die viel häufiger anfallen, werden viel seltener thematisiert. Ich finde das nicht richtig. Denn es sind die kleinen Entscheidungen, die unser Leben entscheidend beeinflussen.

Ich war in Einrichtungen, in denen die Telefone eingeschlossen waren und in denen genau festgelegt war, wie oft man telefonieren durfte. Gemeinsame Regeln, die für die ganze Station galten, unabhängig davon, ob es gute Gründe dafür gab, Per das Telefonieren zu verbieten, Paul aber dazu zu motivieren, seine Kontakte zur Außenwelt zu bewahren. Ich war auf Stationen, auf denen es nicht nur vorgeschrieben war, das Bettzeug einmal pro Woche zu wechseln, sondern auch an welchem Tag und zu welcher Uhrzeit dies getan werden musste. Ich habe Regeln für die Anzahl der Kopfkissen im Bett kennengelernt, für die Zahl der Tassen Kaffee zum Frühstück, für die Besuchszeit, die Möglichkeit, Musik zu hören, sich in seinem Zimmer aufzuhalten, im Gemeinschaftsraum, wann man aufstand oder zu Bett ging, im Bett las und so weiter und so fort. Viele dieser Regeln sind vernünftig und notwendig, aber nur für manche Menschen und nur in bestimmten Situationen. Sie funktionieren nicht als generelle Regeln. Dafür sind die Menschen viel zu unterschiedlich.

Wir wollen in der Psychiatrie so viel erreichen: Wir wollen Symptome behandeln. Wir wollen die Ruhelosen beruhigen und die Selbstständigkeit fördern. Das Coping verbessern. Wir wollen eine Station dazu bringen, als Einheit zu fungieren. Wir wollen, dass Menschen glücklich und sozial sind. Wir wollen den Menschen helfen, damit sie wieder allein zurechtkommen. Wir wollen die Einsicht steigern. Wollen

Gelassenheit geben. Und manchmal wollen wir einfach ein bisschen zu viel auf einmal und legen los, ohne über die Prioritäten, das eigentliche Ziel und die Absicht nachzudenken. Damit eine Abteilung leicht zu organisieren ist, ist es natürlich wichtig, dass es Systeme gibt und dass die Menschen lernen, sich unterzuordnen. Aber wenn das Hauptziel für gerade diese Person darin besteht, wieder zu lernen auf eigene Entscheidungen zu vertrauen, sollten wir für eine gewisse Zeit ein bisschen Extra-Unruhe akzeptieren – wenigstens was die Dinge angeht, die nicht so wichtig sind.

Manchmal, wenn die Stimmen zu gewaltig wurden, wenn die Grenzen verschwammen und mich alles, was geschah, unruhig machte, erschuf ich mir künstliche Schutzmechanismen. Ich versteckte mich im Zimmer oder im Bad. An manchen Orten erhielt ich die Erlaubnis, dies zu tun zu. Dort meinten sie, dass ich mich nach der langen Krankheit selbst am besten kannte, manchmal fragten sie mich aber auch, was ich da tat. Antwortete ich, dass ich »all das Genörgel auf der Station nicht mehr ertrug«, ließen sie mich die Wände meines Zimmers nutzen, um damit die fehlenden Filter zu ersetzen – auf jeden Fall für ein paar Stunden am Tag. Oder sie setzten sich still zu mir, um mir auf eine Art und Weise Gesellschaft zu leisten, die ich in diesem Moment ertrug. Antwortete ich aber, dass ich »mich nicht traute«, lag die Sache ganz anders. Dann durfte ich mich nicht verstecken, dann war es besser zusammenzuarbeiten, um mir wieder zurück in die Gemeinschaft zu helfen.

An anderen Orten bestimmte das Personal, ohne wirklich auf mich einzugehen, und regulierte mein Aktivitätsniveau nach den Standardnormen. Zeigte ich »Tendenzen zur Isolation«, wurde ich sozialisiert, solange es ging, bevor das Chaos so total und übermächtig wurde, dass auch sie es nicht mehr übersehen konnten. Ging es mir stattdessen nach einer schweren Periode wieder besser und spürte ich mehr Lebenslust in mir aufkeimen, mehr Lust und Kapazität für andere, wurde ich »abgeschirmt, um einen Rückfall zu verhindern«. Mag sein, dass das für manche Menschen richtig ist. Für mich war es das nicht, es weckte Trotz und Angst in mir. An diesen Orten hatte ich es nicht so gut wie auf den Stationen, auf denen sie mir beibrachten, auf meine eigenen Gefühle zu bauen und mir zeigten, dass sie mir und meinen Entscheidungen vertrauten. Dort lernte ich nicht, mich unterzuordnen, sondern mir das zu beschaffen, was ich wirklich brauchte, und selbst auf mich achtzugeben. Das war viel nützlicher. Gleichzeitig war ich aber auch sicher, dass die großen Regeln Bestand hatten, sollte etwas schiefgehen. Ich würde nicht die Erlaubnis erhalten, mich zu verletzen, den ganzen Tag über allein zu sein oder komplett im Chaos zu versinken. So weit würden sie es niemals kommen lassen. Sie haben die Verantwortung nie abgegeben, ließen mich aber frei atmen. Wie gute Eltern, die ihren Kindern die Freiheit lassen, selbst zu entscheiden, welchen Pyjama sie tragen wollen oder welches Buch im Bett gelesen werden soll, die aber gleichzeitig darauf achten, dass die Kinder auch ins Bett gehen. Soll man Verantwortung lernen, muss man auch Verantwortung bekommen, nicht aber so viel Verantwortung, dass man diese nicht erträgt.

Es geht darum, den Menschen Raum zum Wachsen zu geben. Ich denke oft an die Entwicklungspsychologie, wenn ich darüber nachdenke, wie es uns gelingen kann, den Alltag für Menschen mit ernsten und langwierigen psychischen Leiden bestmöglich zu gestalten. Nicht weil kranke Menschen Kinder sind, unmündig, unfertig oder kindisch, sondern weil Kinder gut darin sind zu wachsen. Indem wir ihr Wachstum studieren, können wir vielleicht mehr darüber herausfinden, was erwachsenen Menschen hilft, sich zu entwickeln. Es geht dabei um Herausforderungen der richtigen Größe, um Verantwortung, die groß genug ist, um spannend zu sein, nicht aber so groß, dass sie lebensgefährlich werden kann. Um Aufgaben, die überschaubar sind, und um Copingerlebnisse. Um die Freude des Erfolgs und um die Sicherheit, dass Fehler erlaubt sind und ertragen werden. Und es geht um andere Menschen, die sich für das interessieren, was man tut.

Gemeinsamer Fokus und gemeinsames Erleben sind zentrale Begriffe innerhalb der Kinderpsychologie. Eltern, die in der Lage sind, ihr Verhalten dem Kind entsprechend anzupassen, sind gut für die Kinder. Sie überlassen den Kindern die Initiative, sind aufmerksam, wenn die Kinder ihnen etwas zeigen wollen, und schlagen Aktivitäten vor, die sich danach richten, was das Kind selbst will, ohne es unter Druck zu setzen. Wenn ein Säugling sich für seine Rassel interessiert und sie schüttelt, wird die Mutter lächeln, ihn anfeuern, mit ihm reden und sein Interesse an der Rassel teilen. Bekommt die Mutter sie, nimmt sie die Rassel entgegen, schüttelt sie und gibt sie zurück. Sie beschäftigt sich mit ihrem kleinen Kind und will es kennenlernen, indem sie mit ihm teilt, was für es wichtig ist. Mütter wissen so etwas, und wir, die wir etwas über Entwicklungspsychologie gelernt haben, wissen so etwas auch. Es ist nur nicht so leicht, sich daran zu erinnern, wenn der Alltag hektisch wird und derjenige, der sich entwickeln soll, kein süßer Säugling mehr ist, sondern ein erwachsener Mensch mit Gedanken und Handlungen, die wir nicht verstehen.

Ich mag Popcorn. Nicht das trockene, kalte, das man fertig kauft, sondern das warme, frische, das ich selbst mache und dann gleich esse. Ich habe beide Varianten ausprobiert, die, die man in der Mikrowelle macht, und die, die man im Topf herstellt. Auf den Tüten für die Mikrowelle stehen eine Menge Regeln und Warnungen. »Oberseite!«, »Nicht ohne Aufsicht von Erwachsenen!«, »Achtung, jeder Ofen ist unterschiedlich, beobachten sie den Pop-Vorgang!« und so weiter. Auf den kleinen Maiskörnern, die ich in den Topf lege, stehen keine Regeln, dabei gibt es sicher auch Richtlinien dafür, welche Temperatur man braucht, wie man den Topf schütteln soll, wie lange die Körner auf der heißen Platte stehen sollen und wie voll man den Topf maximal machen darf. Die Regeln beziehen sich eigentlich alle auf das Gleiche: Die Körner brauchen genügend Platz, um sich ausweiten zu können, sie brauchen Wärme und Aufsicht, damit keines verkohlt oder zu brennen anfängt. Hat man zu wenig Hitze oder bricht man den Prozess zu früh ab, poppen nicht alle Körner und man hat nicht die volle Ausbeute. Ist die Hitze zu stark oder lässt man den Topf zu lange auf der Platte stehen, brennt alles an. Im schlimmsten Fall kann es dann sogar zu brennen anfangen. Und wenn man nicht genug Platz hat, damit die Körner sich ausweiten können, gibt es nur Chaos und Unordnung, und mit etwas Pech wird es dann sogar gefährlich.

Ich mag Regeln. Nicht die trockenen, kalten, standardisierten im Sinne von »One Size Fits All«, die eigentlich niemandem passen, sondern diejenigen, die ganz konkret für eine Situation gemacht worden sind und nur dann zur Anwendung kommen, wenn man sie braucht.

Die Regeln für eine Station liegen häufig gedruckt vor, sie stehen auf dem Behandlungsplan und in der Hausordnung: »Der Patientin muss einmal pro Woche ein Gespräch mit der Vertrauensschwester angeboten werden«, »Im Falle einer Selbstverletzung müssen folgende Prozeduren eingehalten werden: …« Für all die kleinen und großen Regeln, die sonst in unserer Welt gelten, sieht das ganz anders aus. Einige gibt es in schriftlicher Form, von anderen wissen wir nur, dass es sie gibt und dass es sinnvoll ist, sich daran zu halten. Ich denke an die Regeln für Verantwortung, Fürsorge, Ausbildung, Freiheitsbegrenzung und die Wahrung der Integrität. Es gibt unendlich viele Vorschriften, aber eigentlich betreffen viele von ihnen die gleichen Dinge: Menschen brauchen Platz, um sich entwickeln zu können. Wir brauchen Wärme, Fürsorge und Gemeinschaft, und wir brauchen verbindliche Regeln, damit niemand zu Schaden kommt. Hat man zu viel Kontrolle und zu wenig Freiheit, bleiben bestimmte Möglichkeiten. Ist die Freiheit zu groß und die Kontrolle zu schwach, droht alles zu entgleisen. Und wenn es nicht genügend Raum gibt, um sich in der Gemeinschaft mit anderen Menschen entfalten zu können, gibt es nur Chaos und Unordnung, und im schlimmsten Fall wird es dann sogar gefährlich.

Liebende Hunde

Ich wäre so gerne groß.
Wäre so gerne ein großer, starker Schäferhund,
der allen Angst macht,
der alle verteidigt, die er liebt,
wenn sich Eindringlinge nähern.

Aber das kann ich nicht.
Ich bin nicht groß, nicht stark,
und keiner bekommt Angst, wenn er mich sieht.
Deshalb verstecke ich mich hinter einem Busch
und belle laut.

Ich wäre so gerne mutig.
Wäre so gerne ein mutiger, knallharter
Lawinenhund, der sich durch Sturm und Schnee kämpft
und alle rettet, die er liebt.

Aber das kann ich nicht.
Doch bricht jemand zusammen,
in einer einsamen Nacht, wenn wir spazieren gehen,
würde ich die Straße auf und ab rennen, bis Hilfe
kommt,
und laut bellen.

Ich wäre so gerne klug,
wäre so gerne klug und trainiert wie ein Blindenhund
der alle, die er liebt,
sicher durch diese gefährliche Welt führt.

Aber das kann ich nicht.
Doch rieche ich Rauch im Schlaf
oder höre ich ein Auto, das das Kind nicht hört,
laufe ich zu ihm
und belle laut.

Also, warum lacht ihr?
Ich weiß, ich bin nicht groß,
nicht mächtig,
nicht klug.
Ich weiß, ich bin klein,
jämmerlich und beschränkt.

Aber trotzdem liebe ich dich.

Lacht ihr deshalb?
Habt ihr vergessen, wie das war?
Ihr, die ihr groß seid?

Ich bin nie besonders gerne Ski gelaufen und definitiv nicht, als ich bis oben vollgestopft war mit Medizin und mir das Laufen so schon schwer genug fiel. Ski und Schnee rufen bei mir wenig positive Assoziationen hervor. Aber ich sage nicht »keine«, ich sage »wenig«. Denn Skier und Skifahren ist für mich eng verknüpft mit dem Skifestival in Geilo – und damit verbinde ich viele schöne Erinnerungen. Das Skifestival ist ein großes Sportfest, das es bereits seit vielen Jahren gibt. Es findet in Geilo statt, meistens direkt nach Ostern, wenn es schon warm ist und die Nachfrage nach Hotelzimmern sinkt, so dass dort auch Menschen, die über wenig finanzielle Mittel verfügen, wohnen können. Die Teilnehmer sind Menschen mit den verschiedensten psychischen Erkrankungen. Es war immer sehr angenehm. Tagsüber fuhren wir Ski und feuerten uns gegenseitig an, dann ruhten wir uns bis zum Abendessen aus, bevor wir dann wieder zu Musik und Tanz zusammenkamen. Der Wettkampf war seriös und professionell ausgerichtet. Sportstudenten halfen uns beim Wachsen der Ski, es gab Medaillen für die Sieger, und wir hatten auch eine richtige Siegerehrung. Trotzdem erinnere ich mich in erster Linie an die Stimmung, die dort herrschte. Im Stadion war immer Musik, die Menschen applaudierten, und besonders die Letzten wurden richtig angefeuert. Die Sieger wurden gefeiert, die

Verlierer aber auch. Es gab Kakao und Johannisbeersaft und reichlich Platz im Stadion – schließlich waren viele von uns sehr schnell erschöpft. Abends waren das Personal, die Helfer, die Veranstalter und Patienten zusammen, es gab Live-Musik und Tanz, Barkeeper mit viel Erfahrung im Mixen von spannenden alkoholfreien Getränken für alle, die Medikamente nahmen, und niemand kümmerte sich darum, ob wir mit Jungs oder Mädchen tanzten oder was man für Sachen trug. Ein Mann tanzte den ganzen Abend mit einem Flaschenöffner als Partner, und auch das wurde akzeptiert. Man tanzte, mit wem man wollte.

Ich war krank, sehr krank, und über einige Jahre hinweg waren die Tage des Skifestivals die einzigen Ferien, die ich hatte. Vor den ersten Malen graute mir gewaltig, ich stehe Skiern, wie schon gesagt, sehr skeptisch gegenüber und fürchtete mich noch mehr davor, die Sicherheit der Station zugunsten eines Hotels aufzugeben – aber es ging gut. Schließlich hatten wir den ganzen Winter trainiert, was eine Voraussetzung dafür war mitzukommen. Und mit der Zeit lernte ich auch, mich zu entspannen und darauf zu freuen. Es war nicht gefährlich, es machte einfach nur Spaß.

In einem Jahr war ich gemeinsam mit einem anderen Patienten und zwei Schwestern dort. Die anderen der Abteilung hatten keine Lust gehabt mitzukommen. Wir nahmen an den Rennen teil, und der andere Patient gewann sogar einen Preis. Das Wetter war schön, und die Abende waren wie immer sehr schön. In jenem Jahr wurde parallel zum Festival auch ein Fachseminar mit Vorlesungen und Diskussionen abgehalten. Ich weiß nicht mehr genau, wie das Thema lautete, aber es hatte sicher etwas zu tun mit dem Zusammenhang von Psyche und Training. Auf jeden Fall sollten dort viele bekannte Referenten auftreten. Das Seminarprogramm hatten wir zusammen mit dem Ablauf der sportlichen Wettkämpfe erhalten. Ich hatte schon damals den Traum, Psychologin zu werden, und auch wenn dieser Traum allen – sah man einmal von mir ab – vollkommen wahnwitzig erschien, war es doch dieser Traum, der mich hoffen ließ, der meinem Leben Sinn gab und den Willen zu kämpfen. Der Gedanke an ein Fachseminar in meiner unmittelbaren Umgebung war deshalb verlockend für mich. Für meine Begleiter war das weniger interessant, sie willigten aber trotzdem ein, mit mir zu einem der Vorträge zu gehen, der von einem Prominenten gehalten werden sollte. Er wollte über seinen eigenen Zusammenbruch reden. Ich hatte mehr Lust auf einen der etwas seriöseren Vorträge, kam aber natürlich trotzdem mit. Der Vortrag war interessant, viel besser als erwartet. Aber meine Begleiter langweilten sich und am nächsten Tag wollte keiner von ihnen noch einmal mitkommen. Ich hatte mich nicht gelangweilt, aber ich wollte natürlich niemanden zwingen, gegen seinen Willen an etwas teilzunehmen. Ich wäre auch allein gegangen, für mich wäre das vollkommen in Ordnung gewesen, nur leider nicht für sie. An diesem Tag gab es sonst kaum Programm, es sollte kein Rennen stattfinden, und die Betreuer wollten einkaufen oder sonst irgendetwas ohne uns tun. Der andere Patient hatte ebenfalls kein Interesse an dem Fachseminar, konnte aber auch nicht sich selbst überlassen werden, das wäre zu einsam und anstrengend für ihn gewesen. Deshalb war geplant worden, dass wir zwei gemeinsam ins Stadion gingen, um den anderen zuzusehen. Ich weigerte mich. Und sie übten Druck aus, appellierten an mein Gewissen. Ob mir mein Mitpatient denn nicht leidtun würde, so mutterseelenallein? Ich hätte doch keinen Nutzen von diesem Vortrag, schließlich sei der für ein Fachpublikum gedacht und nicht für Patienten. Ich sei unglaublich privilegiert, mit in die Berge zu dürfen, und mein Egoismus müsse jetzt wirklich mal ein Ende haben. Es wurde zunehmend schwierig, sie verquickten Fakten und Beschuldigungen miteinander, und ich rang mühsam damit, das Wahre und Unwahre voneinander zu trennen. Es stimmte, ich hatte Glück, dass ich mitkommen durfte, es stimmte aber nicht, dass es meine Verantwortung war, auf den anderen Patienten aufzupassen. Das war ihre Arbeit, rund um die Uhr, dafür wurden sie bezahlt. Sollte mein Mitpatient mir leidtun, dann nur deshalb, weil sie ihren Pflichten nicht nachkamen. Ich war mit meiner persönlichen Arbeit über Schuld und Anspruch inzwischen ziemlich weit. Mein Kopf wusste, dass ich recht hatte, aber mein Herz fühlte sich trotz alledem wie das eines Verbrechers an. Aber trotzdem, dies war die einzige Chance, die ich bis dahin jemals bekommen hatte, etwas Fachliches zu hören und damit meinen Traum, Psychologin zu werden, zu stärken. Ich hatte keine Ahnung, wann oder wo ich jemals wieder eine solche Gelegenheit bekommen würde. Ich durfte diese Gelegenheit nicht verstreichen lassen. Mir war übel, ich fühlte mich elend, böse und grausam, hatte selbst Todesangst und wusste doch, dass ich gehen musste. Und ich ging.

In den letzten Jahren ist es sehr populär geworden, über die Mitwirkung der Betroffenen zu sprechen, und das ist gut so, auch wenn das natürlich nur ein erster, kleiner Schritt ist. Das Wort selbst ist ziemlich schwach und drückt nicht gerade aus, dass ab jetzt alles deutlich besser werden soll. »Betroffenenmitwirkung«. Wir arbeiten dafür, dass die Betroffenen innerhalb der Psychiatrie das Recht auf Mitwirkung erhalten, wenn Entscheidungen über Angebote und Behandlung getroffen werden. Nicht wirklich revolutionär. Keine tatsächliche Gleichstellung, kein wirklicher Respekt dafür, dass die »Betroffenen« etwas darüber wissen könnten, was sie brauchen. Aber trotzdem, es ist besser als nichts. Ein vorsichtiges Eingeständnis, dass wir auch auf diejenigen hören sollten, um die es geht. Es riecht allerdings ein bisschen nach alter Bevormundung und dem Oberarzt als dem klugen Patriarchen, der alles besser weiß und sich um die Unmündigen und Mittellosen kümmert. Dabei wissen wir heute, dass niemand davor gefeit ist, irgendwann einmal psychisch zu erkranken. Das hat nichts mit den persönlichen Fähigkeiten oder Ressourcen zu tun. Folglich ist auch der Glaube absurd, dass das Personal immer und in allen Fällen am besten Bescheid weiß. Fachwissen ist natürlich notwendig, darf aber nie als Grundlage dafür verwendet werden, den Menschen zu sagen, wie sie ihr Leben zu leben haben. Selbst wenn unser Wissen exakt wäre, dürften wir es nicht als festes Maß anwenden, schließlich sagt uns die Forschung wieder und wieder, wie schädlich es für Menschen ist, gesteuert zu werden, und wie negativ sich Ohnmacht und Passivität auswirken.

Tierversuche haben gezeigt, wie wichtig es ist, die Kontrolle über seine eigene Situation zu haben und das auch so zu erleben und wahrzunehmen. Bereits 1971 veröffentlichte

Jay Weiss (Weiss 1971, zitiert in Knardahl 1998) die Ergebnisse seiner Forschung. Er platzierte zwei Ratten in separaten Käfigen und setzte beide Ratten ungefährlichen, aber unangenehmen Stromstößen aus. Eine der Ratten hatte allerdings einen Hebel, mit dem sie die Stromstöße vermeiden konnte, während die andere Ratte abhängig von den Entscheidungen und der Tüchtigkeit ihrer Kollegin war. Machte sie ihren Job richtig, wurden beide verschont, ging es schief, erhielten beide einen Stromstoß. War die Aufgabe leicht, führte das schnell zu deutlichen Unterschieden im Gesundheitszustand der beiden Ratten. Die Ratte, die etwas tun konnte, blieb gesund, die abhängige Ratte wurde krank. War die Aufgabe hingegen schwieriger, war dieser Zusammenhang weniger deutlich. Da reichte es nicht, dass eine Ratte die Chance hatte, ihre Situation zu kontrollieren, sie brauchte auch das Eigenerlebnis, dass das, was sie tat, sinnvoll war und eine Wirkung erzielte. Wenn sie eine solche Rückmeldung, zum Beispiel in Form eines leisen Signals, erhielt, wenn sie den richtigen Hebel drückte und damit den Stromstoß vermied, blieb die Ratte ebenso gesund wie zuvor, auch wenn die Aufgabe schwieriger war. Für die abhängige Ratte war hingegen alles wie zuvor. Sie wurde krank.

Spätere Forschungen haben diese Resultate bestätigt und 1979 lancierte Robert Karanek ein Modell, in dem er auf den Zusammenhang zwischen Anforderungen und Kontrolle einging (Karanek, 1979, zitiert in Knardahl, 1998). Er verwies auf eine Reihe von Studien über schwedische Arbeitnehmer und schloss daraus, dass Arbeiter, an die in ihrem Job hohe Anforderungen gestellt wurden, die aber gleichzeitig nur wenig persönliche Freiheit hatten und ihre Arbeit selbst nicht einschätzen konnten – also folglich keine Eigenkontrolle hatten –, anderthalb bis zwei Mal so häufig an Herz-Kreislauf-Erkrankungen starben wie Arbeitnehmer mit einem hohen Grad an Eigenkontrolle. Nicht der Stress oder die Anforderung als solche ist gefährlich, sondern der Mangel an Kontrolle und Einflussvermögen im Alltag. Wie kann es da sein, dass wir es noch immer als revolutionär betrachten, wenn wir gebrochenen Menschen ein gewisses Mitbestimmungsrecht bei Entscheidungen einräumen, die sie selbst betreffen? Das sollte doch selbstverständlich sein. Es ist ein Schritt in die richtige Richtung, aber soll mehr daraus werden, müssen wir uns mit der grundlegenden Einstellung beschäftigen, mit der wir Menschen mit psychischen Leiden gegenübertreten, mit unserer eigenen Arbeitssituation und auch mit unserem Verhältnis zu Kritik und Uneinigkeit.

Ich selbst mag das Wort Zusammenarbeit oder Betroffenenzusammenarbeit viel lieber als Betroffenenmitwirkung. Meines Erachtens beschreibt es die Wirklichkeit, in der ich mir zu arbeiten wünsche, viel besser. Natürlich sollen die Betroffenen, die in der Poliklinik leben, in der ich arbeite, eine gewisse Mitbestimmung bei dem Angebot haben, das ich biete, aber wollen wir darüber hinaus etwas erreichen, müssen wir zusammenarbeiten. Für mich bedeutet das unter anderem, dass ich mir immer wieder darüber bewusst werden muss, dass ich zwar *etwas* weiß, sicher aber nicht alles, und dass das, was ich für dumm erachte, durchaus die klügste Lösung von allen sein kann. Bestimmt gelingt mir das nicht immer, aber versuchen sollte ich es.

Viele Patienten brauchen in gewissen Phasen Hilfe, um ihr Leben zu organisieren. Sie benötigen Ratschläge und eine Wegleitung, um ihnen aufzuzeigen, was ihnen gut tut oder welche Konsequenzen ihr Handeln haben würde. Sie brauchen einen Diskussionspartner, um zu erkennen, warum es schiefgeht, wenn es schiefgeht, und manche Patienten werden ab und zu auch klare und deutliche Grenzen benötigen. Aber nichts davon muss ein Hindernis für Zusammenarbeit sein, im Gegenteil. Spreche ich mit Therapeuten, die der Betroffenenmitwirkung skeptisch gegenüber stehen, bekomme ich oft das Gefühl, als gäbe es nur Schwarz oder Weiß. Entweder wir steuern alles ohne die Patienten oder wir lassen uns von den Patienten leiten. Beides wäre aber falsch, denn wir dürfen nicht mit den Patienten kämpfen, nicht herrschen und auch nicht Sklave sein – wir müssen zusammenarbeiten. Das bedeutet natürlich, dass wir auch bei Uneinigkeit in wesentlichen Dingen zusammenarbeiten müssen, um eine Lösung zu finden.

Ich begegne hin und wieder Therapeuten, die extreme Beispiele anführen, um aufzuzeigen, wie gefährlich und falsch eine solche Mitwirkung sein kann. Eine typische Aussage ist zum Beispiel, was man denn tun solle, wenn ein abhängiger, ängstlicher Patient bei seinem Therapeuten einziehen will, oder wenn ein Mensch mit Psychosen seinen Therapeuten bittet, Klebeband über alle Lüftungsschlitze in Türen und Fenstern zu kleben, damit die Außerirdischen ihn nicht vergasen. Solche Situationen sind sicher nicht an der Tagesordnung, aber auch sie sind auf fachlich gute Weise gar nicht so schwer zu lösen. Ich persönlich habe nie einen Patienten getroffen, der darum gebeten hätte, bei mir einzuziehen, aber wenn dem so wäre, hätte ich sicher nicht »okay« gesagt und das Gästezimmer vorbereitet. Das widerspräche allem, was ich für richtig und verantwortungsvoll halte. Gleichzeitig ist es natürlich vollkommen in Ordnung, dass der Patient meine Entscheidung nicht gutheißt. Vielleicht hätten wir diskutieren und zu einer einvernehmlichen Lösung kommen können, vielleicht aber auch nicht. Wie auch immer bin ich doch als Fachkraft und auch als Mitmensch für meine Entscheidungen verantwortlich und muss die Konsequenzen selbst tragen.

Natürlich kommt es vor, dass mich Menschen um etwas bitten, dem ich nicht zustimmen kann, zum Beispiel um ein positives Gutachten für die Genehmigung einer Behindertenrente, wenn dies weder ratsam noch im Einklang mit den gesetzlichen Vorschriften ist, oder dass ich einem Arzt die Verschreibung von Medikamenten empfehle, die abhängig machen. Zweifellos wünschen sich manche Menschen solche Lösungen, aber eingehen kann ich trotzdem nicht darauf. Ich bin eine entschiedene Anhängerin davon, dass sich jeder Mensch seine eigenen Ziele setzt, kann aber trotzdem nicht alle Ziele unterstützen und gutheißen. Ich weigere mich zum Beispiel, mit jungen Mädchen zusammenzuarbeiten, die »nur noch ein paar Kilo abnehmen« wollen, wenn ich weiß, dass ihnen das schaden wird. Ich bin Mitarbeiterin des Gesundheitssystems und kann nichts unterstützen, was sich negativ auf meine Patienten auswirken würde. Für mich ist das eine Frage der Integrität, ich muss für mich wissen, wo ich welche Grenzen setze. Die Grenzen der anderen darf ich nicht bestimmen, ich kann nicht sagen: »Du musst diese Medizin nehmen, du musst tun, was ich für richtig halte, du musst meinen Zielen folgen.« In Extremsituationen kommt es natürlich mitunter zu Zwangsmaßnahmen, um zu vermeiden, dass Menschen mit ernsthaften psychischen Erkrankungen sich selbst oder andere verletzen, aber das sind Ausnahmen.

Bei der Mitwirkung der Betroffenen geht es ja gerade darum, dass kein Kampf darüber entsteht, welches Wissen wie zur Anwendung kommt. Es ist nicht wichtig, ob das fachliche Wissen oder die Erfahrung mit der eigenen Krankheit am »wichtigsten« oder am »richtigsten« ist oder die höchste Gültigkeit hat. Beide Blickwinkel sind wichtig, und sie sollten nicht miteinander konkurrieren, sondern sich ergänzen. Das Fachwissen kann uns etwas über die generelle Situation sagen. Es kann gewisse Problemstellungen akzentuieren und Lösungsvorschläge machen, wenn die einzelne Person in einer Sackgasse steckt. Und es kann Ratschläge geben, wie ähnliche Probleme früher schon einmal bei anderen gelöst worden sind. Die Erfahrung der eigenen Krankheit gibt hingegen Hinweise darauf, welche Art von Lösung bei der betroffenen Person am besten gewirkt hat. Das eine ist notwendig, das andere unentbehrlich, und wenn man beide Wissensquellen kombiniert, ergibt sich daraus ein vollständiges Bild, in dem sowohl eine Übersicht als auch die Details enthalten sind.

Dennoch bin ich der Meinung, dass die Mitwirkung der Betroffenen auch problematische Seiten hat. Das größte Problem ist sicher, dass viele Betroffene so daran gewöhnt sind, geleitet zu werden, dass eine wirkliche Zusammenarbeit mit ihnen nicht wirklich gewährleistet ist. Wenn Menschen mit geringem Selbstvertrauen und kaum ausgeprägtem Glauben an ihren eigenen Wert gefragt werden, was sie sich wünschen, kann es für einige geradezu beängstigend sein, um etwas Konkretes zu bitten oder daran zu glauben, dass jemand wirklich nur ihr Bestes will. Andere sind es derart gewohnt, nicht ernst genommen zu werden, was immer sie auch sagen, dass sie es gar nicht mehr versuchen. Diese Menschen haben »weiß nicht« zu ihrer Standardantwort auserkoren. Wieder andere haben ein so eingeschränktes Leben geführt, unter so unwürdigen Verhältnissen, dass sie ganz einfach nicht wissen, um was sie bitten können und welche Möglichkeiten es gibt. Wir sind oft das, was wir erlebt haben, und hat dir niemals jemand etwas gezeigt und dich an die Hand genommen, ist eine Zusammenarbeit möglicherweise schwierig. In solchen Fällen muss man dann auch Lehrer sein oder versuchen, das Fehlende zu kompensieren, je nachdem, was wünschenswert und möglich ist. Das Problem selbst darf aber auf keinen Fall außer Acht gelassen werden. Es macht keinen Sinn, in einer Gruppensitzung Kopien eines umfassenden individuellen Plans auszuteilen, basierend auf einer vollumfänglichen Betroffenenmitwirkung, die alle außer dem Betroffenen lesen können. Es ist keine wirkliche Mitwirkung, wenn die Hauptperson während des gesamten Entscheidungsprozesses nichts anderes gesagt hat als »weiß nicht« oder »ist mir egal«. Das mag ein Versuch der Mitwirkung sein und vielleicht das Maximum, was zu diesem Zeitpunkt erreicht werden kann. Eine echte Mitwirkung ist es aber nicht, denn die setzt voraus, dass die Person, um die es geht, auch wirklich mitgewirkt hat.

Die Betroffenenmitwirkung ist ein Projekt, das auf Geben

und Nehmen basiert. Auf Zuhören, Fragenstellen und dem Versuch, sich gegenseitig zu verstehen. Zwang und Machtausübung sind keine Zusammenarbeit, und man muss sich nicht immer einig sein, um Respekt zu zeigen. Auf einer Station, auf der ich eine gewisse Zeit wohnte, wurde immer viel Aufhebens um das Essen gemacht. Der Kapitän war ja häufig der Meinung, ich sei zu gierig und verdiente kein Essen. Seine Strafen bestanden häufig darin, mir das Essen zu verbieten und mich anzutreiben, etwas zu zerbrechen, Gläser oder Teller, um mich dann mit den Scherben zu verletzen. Das Personal wollte, dass ich am Tisch und von normalem Geschirr aß. Schaffte ich das nicht und versuchte stattdessen, etwas kaputt zu machen, zerrten sie mich mit Macht vom Tisch weg und verwehrten mir das Essen.

Vielleicht dachten sie, das würde mich motivieren, mich nicht mehr zu verletzen, aber ich verletzte mich ja, weil ich Angst hatte und unglücklich war und die Behandlung mir weder Sicherheit noch Lebensfreude gab. Die Folge war ein ständiger Kampf und wenig Essen. In meinem Krankenblatt aus dieser Zeit steht, dass ich in der schlimmsten Phase über neun Tage kein Essen bekommen habe. Das hatte nichts mit Diät zu tun, sondern einfach nur mit Angst. Ich hatte Angst vor dem Kapitän und Angst vor dem Personal. Aber die meiste Angst hatte ich davor, das Essen nicht wert zu sein, es nicht verdient zu haben, etwas Gutes zu bekommen. Meine Schlussfolgerung war deshalb, gar nicht zu essen, und das sagte ich auch meiner Therapeutin. Sie bot mir daraufhin einen Deal an und schlug vor, mir schlechtes oder verdorbenes Essen anzubieten, Sachen die verbrannt oder missraten waren, die aber trotzdem sicherstellen würden, dass ich ausreichend ernährt wurde.

Das war eine Extremvariante der Betroffenenmitwirkung. Sie nahm meine Selbstverachtung ernst, arbeitete damit und machte einen Kompromissvorschlag, um mein Bedürfnis nach Selbstbestrafung mit dem Anspruch der Abteilung, mich nicht verhungern zu lassen, in Einklang zu bringen. Ich habe den Deal abgelehnt, das heißt, ich habe überhaupt nicht darauf reagiert. Ich sehe die Situation noch genau vor mir und weiß noch exakt, wo sie saß, wo ich mich befand, was sie gesagt hat, wie ihre Haare aussahen und wie das Licht durch das Fenster fiel. Ich erinnere mich an die Möbel, an den etwas schief stehenden Stuhl, an das Muster der Gardinen. Ich erinnere mich an jedes noch so kleine Detail von dem Augenblick, in dem meine Therapeutin, die Frau, der ich so sehr vertraute, dass ich ihr vom Kapitän erzählt hatte, und die ich für meine Verbündete im Kampf gegen die Stimmen hielt, mir zeigte, mit wem sie in Wahrheit kooperierte. Auch sie war der Meinung, dass ich Strafe verdiente. Nicht nur ich dachte das, nicht nur die Stimmen, sondern auch sie. In dieser Woche aß ich nicht mehr sonderlich viel.

Meine Therapeutin war keine gefühllose oder arrogante Person. Sie tat viel für mich, und ich glaube, sie hat sich aufrichtig um mich und die anderen Patienten auf der Station gesorgt. Vermutlich war sie wirklich verzweifelt und voller Angst, weil ich nicht aß und die Therapie – allem Anschein nach – »nicht anschlug«. Ich redete immer mehr mit ihr, vertraute ihr Dinge an, aß aber trotzdem nicht, und so langsam konnte man nicht mehr darauf warten, dass ich endlich wieder etwas zu mir nahm. Verzweifelte Situationen führen zu verzweifelten Maßnahmen, und das war eine davon. Sonderlich klug war sie nicht und darüber hinaus vollkommen unnötig. Auf der Station wusste man nämlich, wie man mich zum Essen bringen konnte, das hatten sie früher schon einmal probiert. Ich aß nämlich, wenn sie mir das Essen auf Papptellern servierten, in einer ruhigen, friedlichen Umgebung, in der ich mit jemandem essen konnte, der nicht schimpfte, und in der es keinen Streit gab und niemand vom Tisch weggezerrt wurde, weil er eine Scheibe Wurst zu viel genommen hatte. Etwas anderes hätte ich mich nie getraut. Ich weigerte mich schließlich nicht, weil ich böse oder trotzig war, sondern bloß, weil ich Angst hatte. War die Umgebung ruhig genug, war alles in Ordnung. Obwohl diese Maßnahme wirkte, ließ man schon bald wieder davon ab – welche fachliche Begründung es dafür gab, weiß ich nicht. Mir sagten sie nur, ich hätte ja gezeigt, dass ich essen könne, wenn ich meinen Willen bekäme, und dass es deshalb jetzt keinen Grund mehr gäbe, mit dieser Maßnahme fortzufahren. Das mag sich vernünftig anhören, ist es aber nicht. Der Nachweis von Weiss, dass Ratten, die keinen Einfluss auf ihre eigene Situation haben, krank werden, war seit Jahren bekannt. Wie konnten sie sich da so sicher sein, dass es schädlich sein würde, mir ein klein bisschen Einfluss und Sicherheit zu geben?

Ich glaube, es ist wirklich gesund, den einzelnen Menschen Einfluss auf ihr Leben zuzugestehen. Gleichzeitig weiß ich, dass das nur eine Variante der Betroffenenmitwirkung ist. Ebenso wichtig ist es, den Menschen mit Eigenerfahrung die Möglichkeit zu geben, das Angebot ihrer Patientengruppe auf einem übergeordneten Niveau mitzugestalten. Natürlich ist das nicht immer leicht. Es nützt nichts, diese Menschen zu einer Sitzung einzuladen, auf der wichtige Themen diskutiert werden, wenn wir nicht auch gleichzeitig dafür sorgen, dass sie die Möglichkeit bekommen, diese Einladung auch anzunehmen. Ein Aspekt, der weit mehr umfasst als nur den Transport. Die Menschen müssen rechtzeitig informiert werden, damit sie keine Angst vor dem Weg haben. Überdies muss eine Sprache verwendet werden, die so verständlich ist, dass sich die Betroffenen auch akzeptiert und dazugehörig fühlen. Es geht um Respekt, um das Schaffen von Möglichkeiten, aber auch darum, hin und wieder innezuhalten und nachzudenken. Wenn wir mit Menschen zusammenarbeiten wollen, die in ihrer Bewegung behindert sind, vermindertes Seh- oder Hörvermögen haben, müssen wir Rücksicht auf die Behinderungen der einzelnen Personen nehmen, damit sie ihr Bestes geben können. Das wissen wir. Viele psychiatrische Betroffene haben versteckte Behinderungen. Einige fühlen sich in engen Räumen unwohl, andere haben Konzentrations- oder Gedächtnisschwierigkeiten, wieder andere brauchen häufiger Pausen oder eine ihnen bekannte Person als Begleitung. Meinem Empfinden nach ist es meistens nicht so, dass diese Bedürfnisse akzeptiert oder auf angemessene Weise berücksichtigt werden. Manchmal geschieht es, aber dann gibt es auch wieder Situationen, bei denen das glatt vergessen oder als nicht wichtig erachtet wird. Manchmal verschwindet diese Art von Unterstützung auch durch eine unangebrachte Art von Moralismus. Es stimmt, dass alle Teilnehmer einer Sitzung auf eine harte Probe gestellt werden, wenn man zu lange ohne Pause arbeitet, dass wir das aber größtenteils trotzdem meistern, auch wenn es unangenehm ist. Das bedeutet aber nicht, dass wir dies ohne Weiteres auch von kranken Menschen erwarten können. Ich habe versucht mein Leben zu leben, obwohl mein Körper vollgestopft war mit Neuroleptika, und ich weiß, dass diese Art von Müdigkeit eine ganz andere ist als die, die ich heute in gewissen Sitzungen empfinde. Heute wünsche ich mir mehr Pausen. Damals brauchte ich sie.

Auf einer übergeordneten Ebene geht es bei Betroffenenmitwirkung auch um Macht und Machtverhältnisse. Wir können nicht erwarten, dass ein Mensch sich frei fühlt, in einer Sitzung etwas zu äußern, bei der auch Menschen anwesend sind, die große Macht über ihn haben oder hatten, zum Beispiel ein Oberarzt oder der Sachbearbeiter eines Sozialamtes. Ich arbeite manchmal mit einem sehr angenehmen Pfleger zusammen, der früher auf einer Station gearbeitet hat, auf der ich Patientin war. Ich habe großen Respekt vor ihm als Fachperson und als Mensch, trotzdem muss ich gestehen, dass es mir ganz recht ist, ihm nicht allzu oft zu begegnen. Nicht weil ich ihn nicht mag, denn das tue ich, sondern weil er damals in einer Situation physische Gewalt gegen mich angewendet hat. Mein Verstand zweifelt kein bisschen daran, dass er so etwas heute nie mehr mit mir tun würde, in dieser Hinsicht vertraue ich ihm voll und ganz. Trotzdem bin ich wachsam. Mich irritiert das, auch wenn ich darin einen ganz natürlichen menschlichen Instinkt erkenne. Und es hilft mir zu verstehen, dass es für einen Menschen, der sich noch immer in einem Stadium der Verletzbarkeit befindet, sehr schwer sein kann, auf Konfrontationskurs mit einem Arzt zu gehen, der vielleicht früher einmal an seiner Zwangseinweisung beteiligt gewesen ist. Die Betroffenen wissen zwar, dass es eigentlich ungefährlich ist, aber dieses Wissen hindert sie nicht daran, die Gefahr trotzdem zu spüren.

Wenn Entscheidungen gefällt werden müssen, ist es wichtig, auf Menschen zu hören, die gute und begründete Argumente haben. In diesem Punkt sind sich die meisten einig. Wir wissen aber auch, dass es nie gleichgültig ist, *wer* diese Argumente vorbringt. Wir hören zwar, was gesagt wird, aber gewissen Personen, insbesondere solchen mit einem gewissen Status, was Stellung, Alter, Position oder Ausbildung angeht, hören wir besser zu. Manchmal ist das klug, weil wichtige Entscheidungen häufig von Menschen mit Wissen und relevanter Erfahrung beeinflusst werden. Manchmal kann es aber auch dazu führen, dass Menschen mit reichlich Eigenerfahrung und geringer formeller Ausbildung überhört werden, wenn sie etwas Wichtiges sagen.

Vor einer Weile bin ich wieder einmal daran erinnert worden. Es war Freitagmittag und ich hatte gerade mein Lunchpaket und meine Kaffeetasse hervorgeholt und wollte nach unten in den Pausenraum gehen. Auf dem Weg kam ich an dem Büro eines Kollegen vorbei. Seine Tür stand offen, und als ich einen Blick in sein Zimmer warf, sah ich eine umgestürzte Tasse und ziemlich viel Kaffee auf Boden, Schreibtisch und Sofa. Er selbst stand inmitten des Chaos und war hektisch damit beschäftigt, die Schweinerei zu beseitigen. Besorgt, es könne etwas vorgefallen sein, fragte ich ihn, ob er Hilfe brauche. Seine Antwort war ein strahlendes Lächeln.

Alles war in bester Ordnung, auch er war auf dem Weg zum Pausenraum gewesen, hatte aber seinen Kaffee an der Ecke des Schreibtisches umgestoßen, so dass der wirklich alles versaut hatte, sogar seine Tasche in der Ecke. Als er einen Blick hineingeworfen hatte, um zu retten, was noch zu retten war, hatte er ein paar wichtige Papiere gefunden, die er schon wochenlang gesucht hatte, weshalb er jetzt bester Laune inmitten seines Chaos stand. »Die Tasse umzuschmeißen, war das Beste, was ich in dieser Woche gemacht habe!«, sagte er und hört sich dabei so überzeugend an, dass ich ihn ohne Bedenken in seinem Chaos allein ließ. Ich ging zum Essen. Aber die Freude und Sicherheit, die er ausgestrahlt hatte, wollte mir nicht aus dem Kopf gehen. Wir lächelten über ihn, verstanden aber ganz genau, was er meinte, und respektierten das. Aber hätten wir das auch, wenn jemand anders diese Worte vorgebracht hätte und wenn dieser Jemand ein Patient gewesen wäre? Mein Kollege ist ein tüchtiger, von allen respektierter Psychologe, er kann ohne Probleme so etwas sagen. Das kann ich auch, jedenfalls heute. Trotzdem überkommt mich manchmal ein Schaudern, wenn ich denke: Wie wäre das wohl gedeutet worden, hätte ich so etwas vor fünfzehn Jahren gesagt? Denn es kommt nicht nur darauf an, was gesagt wird, auch die Position desjenigen, der es sagt, ist wichtig.

Mit der Vorstellung, dass Menschen mit psychischen Leiden »anders« sind, machen wir es uns leicht. Sie verhalten sich nicht rational, sie tun dumme Sachen, sie machen Fehler und sie wissen nicht immer, was für sie am besten ist. Das mag ja alles stimmen, aber das ist nicht anders, das ist vollkommen normal. Menschen ohne psychische Leiden sind auch nicht immer rational, auch sie machen dumme Dinge, begehen Fehler und tun etwas, das nicht gut für sie ist: Sie rauchen, essen ungesund, trinken zu viel, schwänzen die Arbeit, lassen sich von Reklametricks verleiten oder heiraten die komplett falsche Person. Und wenn schon? Wir sind Menschen. Wir machen Fehler.

An einem ruhigen Abend saßen wir alle zusammen im Gemeinschaftsraum, die Patienten und das Personal – ich war damals noch Patientin. Einige spielten, andere lasen, es war still und friedlich. Ich blätterte lustlos durch irgendeine Zeitung, als ich auf eine süße, kleine Maus aufmerksam wurde, die zwischen den Büchern auf dem Regel herumlief. Natürlich machte ich die anderen darauf aufmerksam. Ich habe keine Angst vor Mäusen, auch wenn ich der Meinung bin, dass sie in Häusern nichts verloren haben. Deshalb rief ich nicht laut, sondern sagte einfach – was ja stimmte –, dass da eine Maus über die Bücher lief. Niemand reagierte oder blickte auch nur auf. Ich sah ja auch Wölfe in den Ecken des Raumes, Wilddruden unter der Decke und Schlangen an den Gardinen. Jetzt war es also eine Maus im Bücherregal. Mir machte das nicht viel aus, ich genoss den Anblick der kleinen Kreatur und zweifelte nicht eine Sekunde daran, dass sie real war. Ich konzentrierte mich darauf, sie zu beobachten, bewunderte die Geschwindigkeit und Eleganz, mit der sie auf und ab kletterte, immer gestützt von ihrem Schwanz. Nach einer Weile sah eine der Schwestern zufällig auf und bereitete der Ruhe damit ein jähes Ende. Denn es *war* eine Maus im Bücherregal. Was folgte, waren lautes, hektisches Geschrei, wildes Herumfuchteln und missglückte Versuche, die Maus einzufangen, doch das alles geschah erst, nachdem die Maus vom Personal entdeckt worden war. Davor existierte sie nur für mich.

Es ist nicht immer einfach zu definieren, bei wem die Wahrheit liegt, wer am glaubwürdigsten oder am vernünftigsten ist. Vielleicht ist das aber auch gar nicht so wichtig. Ich denke oft, dass es gar nicht darauf ankommt, wer recht hat, sondern darauf, was zu Recht führt. Alle Situationen sind verschieden, die Menschen sind verschieden, und so kann immer jemand kommen und sagen: »Ja, aber wenn er oder sie das getan hätte, wäre alles nur im Chaos geendet.« Natürlich ist das möglich, das Chaos ist nie weit entfernt. Ich glaube aber trotzdem, dass es beileibe nicht dumm ist, auf die Betroffenen zu hören. Natürlich kann man komplizierte ethische Dilemmas konstruieren oder Beispiele anführen, die eine Betroffenenmitwirkung als falsch erscheinen lassen, doch blickt man auf die Praxis, erkennt man, dass häufig nicht die großen, lebenswichtigen Entscheidungen die wichtigsten oder schwersten sind. Ist ein Menschenleben in Gefahr, wissen wir, was wir tun müssen. Schwierig ist all das andere. Das, an das wir nicht denken und das so automatisch passiert, dass wir es kaum registrieren.

Eine Sache, die ich persönlich für sehr komplex halte, ist die Balance zwischen dem Verständnis dafür, dass Menschen sich in einer schwierigen Situation befinden, und dem natürlichen Respekt davor, Anforderungen an andere zu stellen. Ich meine, dass die Gesichtspunkte der Betroffenen wichtig und wesentlich sind und dass die Diskussionsbeiträge und Vorschläge der Patienten von großer Bedeutung für das Resultat der Therapie sind. Und damit auch das, was der Patient tut oder nicht. Verantwortung und Einfluss sind immer unlösbar miteinander verknüpft, und vermehrter Einfluss bedeutet auch größere Verantwortung. Hefe ist eine sehr wichtige Zutat, wenn man Brot backen will. Mit schlechter Hefe oder mit Hefe, die durch zu hohe Temperaturen geschädigt worden ist, wird man kein sonderlich gutes Brot backen können. Genauso ist es mit Therapieprozessen. Wenn wir ernsthaft anerkennen, dass die Betroffenenmitwirkung ein wichtiger Bestandteil der Psychiatrie ist, bedeutet das auch, dass die Qualität dieser Mitwirkung von Bedeutung für das Resultat ist. Diese Sichtweise ist natürlich nicht unproblematisch, denn sie kann leicht dazu missbraucht werden, dem Patienten die Schuld zu geben, wenn die Behandlung nicht wirkt. Als Therapeutin habe ich immer die übergeordnete Verantwortung für die Behandlung. Tempo und Progression einer Therapie sind und bleiben meine Verantwortung, ebenso alle fachlich vertretbaren Einschätzungen oder die Hinführung zu einer Situation, die ausreichend Sicherheit gibt, damit die Menschen wieder mit sich selbst zu arbeiten beginnen.

Manchmal gelingt mir das, manchmal nicht. In manchen Situationen kann ich das klar darauf zurückführen, dass ich diese Situation nicht gut genug vorbereitet habe. In anderen Fällen ist die Zusammenarbeit vielleicht gescheitert, weil sie nie wirklich stattgefunden hat und die so wichtige Betroffenenmitwirkung damit nicht funktioniert hat. Die Forschung hat gezeigt, wie entscheidend die Motivation der Patienten für den Erfolg der Behandlung ist. Eigentlich höchst einleuchtend. Therapie ist harte Arbeit, und es kommt vor, dass Menschen einfach noch nicht bereit sind, diese Arbeit zu leisten. Das ist nicht ungewöhnlich. Die meisten Menschen haben bestimmt irgendwann schon einmal ein Projekt begonnen, zu dem sie eigentlich weder Zeit, noch Lust oder ausreichend Motivation hatten. Denken wir nur an den Wunsch, an seiner Kondition zu arbeiten, sich weiterzubilden, abzunehmen, weniger Angst zu haben und vieles andere mehr. Wir setzen uns das Ziel, registrieren unterwegs aber, dass der Weg dorthin viel länger ist, als wir uns gedacht hatten. Vielleicht versuchen wir es zu einem anderen Zeitpunkt noch einmal, vielleicht probieren wir beim nächsten Mal aber auch eine andere Variante. Wie dem auch sei, wir müssen uns eingestehen, dass nicht die Angestellten des Fitnessstudios daran schuld sind, dass wir die Jahreskarte nur zweimal benutzt haben. Da müssen wir uns einzig und allein an die eigene Nase fassen. Denn alles, was uns wirklich etwas wert ist, kostet auch etwas, und oft erscheint uns dieser Preis, gemessen in Einsatz und Arbeit, zu hoch, um ihn wirklich bezahlen zu wollen.

Das Komplizierte an einer Behandlung ist, dass diese ungeheure Konsequenzen haben kann, wenn die Menschen den Anschluss verlieren. Ich kenne und respektiere das Recht meiner Patienten, selbst zu entscheiden, was sie sich wünschen. Das hindert mich aber nicht daran, mir manchmal zu wünschen, sie hätten andere Entscheidungen getroffen. Ich verstehe, dass einzelne Dinge schrecklich weh tun können, ein Entzug von Drogen, das Erscheinen bei einem Termin, wenn man einem Menschen eigentlich nicht vertraut, oder das Training, sich an Orten mit vielen Menschen aufzuhalten, wenn der Körper vor Angstattacken zerrissen wird. Ich möchte gerne all die Hilfe anbieten, die für die entsprechenden Situationen nützlich wäre, gleichzeitig weiß ich aber auch, dass ich nur eine Reisebegleitung bin. Die wirkliche Arbeit muss die Person selbst erledigen, wenn sie dazu bereit ist.

Mir gefällt die Vorstellung, dass ich selbst so etwas wie ein Handwerker bin, ein Zimmermann im Dienst seines Auftraggebers. Ich kann mein Fachwissen nutzen, um den Zustand des Hauses einzuschätzen, und ich kann Ratschläge geben, welche Maßnahmen klug und welche weniger klug sind. Trotzdem ist es der Hausbesitzer, der sein Haus kennt und mir die Stellen zeigen muss, an denen das Holz angegriffen ist. Er ist es, der letztendlich entscheidet, was getan werden muss und wann es in Angriff genommen werden soll. Ich kann mich weigern, die Bauvorschriften nicht einzuhalten oder Gesetzwidrigkeiten zu begehen, und ich kann ihm erklären, warum ich das tue. Ich kann ihm aber nicht verwehren, es selbst zu tun oder einen anderen Handwerker aufzusuchen, der sich weniger an die Vorschriften hält. Und wenn ein Hausbesitzer sich wirklich ein violettes Haus wünscht – nun – dann ist auch das erlaubt.

Es ist *erlaubt*, dumme Sachen zu tun. Das tun wir alle hin und wieder. Und manchmal kann es sogar klug sein. Wir lernen etwas daraus. Wenn sich im Nachhinein nicht sogar herausstellt, dass das, was anfänglich so dumm aussah, eigentlich ganz schön schlau war.

Das Manuskript von »Vom Winde verweht« wurde abgelehnt, weil »die Menschen es leid waren, über den Bürgerkrieg zu lesen«. Dem Fernseher wurde sehr begrenzter Erfolg vorausgesagt, weil er bald »den Reiz des Neuen verlieren würde«. Die Entscheidung, was richtig und was falsch ist, ist nicht so leicht. Die Pfleger, die mit auf dem Skifestival waren, hielten mich sicher für dumm und anmaßend. Sie waren der Meinung, dass der Vortrag nicht wichtig war, und in gewisser Weise war er das auch nicht. Ich konnte niemals offizielle Kompetenz dadurch erlangen, dass ich an diesem Seminar teilnahm, es war kein Teil eines Maßnahmenprogramms, und sogar ich wusste damals, dass es keinen konkreten Nutzen haben würde. Aber nicht deshalb wollte ich gehen. Ich wollte an dem Vortrag teilnehmen, weil ich einen Traum hatte, den ich liebte und von dem ich spürte, dass er im Sterben lag. Zu dieser Vorlesung zu gehen, war eine symbolische Handlung, um meinem Traum Respekt zu erweisen.

Der dritte Ausweg

Sie ist klein.
Die Welt ist groß,
so viel zu lernen,
so viel zu tun.

Sie hat einen Körper,
aber keine Gebrauchsanweisung,
muss die Lösung selber finden.

Sie steht auf,
sie geht,
sie fällt.
Steh wieder auf! Sagen die Großen.
Sie steht auf,
bleibt stehen
und fällt.
Steh wieder auf! Sagen die Großen.
Sie steht auf,
schwankt und lacht.
Steh wieder auf!

Sie hat Sinne,
aber keine Gebrauchsanweisung,
muss die Lösung selber finden.

Sie streichelt die Katze.
Sie ist weich.
Streicheln! Sagen die Großen.
Und sie lächelt:
Streicheln.
Sie zieht die Katze am Schwanz.
Da wird das Weiche spitz und hart,
sie weint,
sie blutet.
Nein! Sagen die Großen, nur streicheln!
Streicheln! Sagt sie
tut es,
vorsichtig,
und die Katze wird wieder weich.

Sie hat Worte,
aber keine Gebrauchsanweisung,
muss die Lösung selber finden.

Sie putzt sich heraus,
wird schön,
zeigt sich.
Fette! Sagt sie.
Wie schön du bist! Sagen die Großen,
aber das heißt nicht »Fette!«,
das heißt Kette.
Versuch's noch einmal.

Sag Kette!
Fette, sagt sie.
Noch einmal! Sagen die Großen.

Aber sie ist müde.
Sie stehen da,
groß und nett,
ihre allerliebsten.
Sie will,
sie will,
sie will es hinkriegen,
aber die Worte gehorchen nicht.
Sie will es schaffen.
Will »wieder aufstehen!«.
Will das Lächeln sehen,
das wohlige Gefühl fühlen, es hinzukriegen.

Die Worte wollen nicht,
die Lippen wollen nicht,
aber sie will.
Will schreien vor Wut, schreit aber nicht.
Sie hat Gedanken,
aber keine Gebrauchsanweisung,
muss die Lösung selber finden.

Sie blickt auf, lächelt.
Perlenkette! Sagt sie.
Und ist wieder aufgestanden.

Ich saß in der Isolation. War schon lange dort, viele Wochen und wollte einfach nicht mehr dort sein. Ich war seit über einem Jahr nicht mehr draußen gewesen und durfte keinen Schritt allein tun. Ich war müde, war den Zwang und die Gewalt so leid, den Kapitän und das Personal, die mich, jeder auf seine Weise, herumkommandierten und mich mit Macht und Drohungen zum Gehorsam zwangen. Ich war erschöpft, unterernährt, voller Wunden, die ich mir selbst zugefügt hatte. Ich hatte Todesangst und war sehr durcheinander. Ich schrie jeden Tag, stundenlang, und warf mich an die Wände, wenn mein Kopf im Chaos explodierte. Ich wusste, dass ich nicht funktionierte und dass es gute Gründe dafür gab, dass ich in der Isolation war. Gleichzeitig wusste ich irgendwo tief in mir aber auch, dass das nicht richtig war. Machtdemonstrationen würden mich nicht heilen. Ich erinnere mich nicht mehr, ob ich es war, die darum gebeten hatte, mit jemandem von der Kontrollkommission zu sprechen, die die Oberaufsicht über die zwangseingewiesenen Patienten hatten, oder ob sie ihrerseits darum gebeten hatten, mit mir zu sprechen. Auf jeden Fall kam eine Vertreterin der Kommission zu mir. Ich hatte sie zuvor schon einmal gesehen, kannte die ganze Kommission von ihren routinemäßigen Besuchen, hatte aber bisher mit keinem von ihnen gesprochen. Die Kommission trat sonst immer als Gruppe auf, doch jetzt kam diese Frau allein zu mir. Vielleicht dachten sie, es wäre zu viel für mich, wenn sie alle auf einmal kämen, vielleicht wollten sie mich schonen und schickten deshalb eine Frau. Ich weiß es nicht. Ich weiß nur, dass sie irgendwann da war und mir mitgeteilt wurde, dass ich alleine mit ihr reden durfte, ohne Aufsicht des Personals. Das war mein gesetzlich festgelegtes Recht, und sie befolgten damit nur die Vorschriften.

Meiner Erinnerung nach war die Frau ziemlich alt, aber das ist nicht sonderlich aussagekräftig, denn ich war damals noch keine zwanzig und hätte jeden über vierzig als alt eingestuft. Ich weiß auch noch, dass sie schön war, wenn auch auf eine etwas spießige Art mit Hosenanzug, kleinem Seidenschal, Dauerwelle und reichlich Parfüm. Sie war schlank, sonnengebräunt und adrett geschminkt. Sie war – in jeglicher Hinsicht – »angemessen« und »passend«. Ich selbst trug einen Jogginganzug, etwas anderes durfte ich nicht tragen, denn weder Knöpfe noch Reißverschlüsse, Schnüre oder Schnallen, mit denen ich mich – rein theoretisch – verletzen könnte, waren erlaubt. Mein Körper war von Wunden übersät, ich war ungekämmt, und ich schwitzte. Obwohl ich mich am Morgen gewaschen hatte, wusste ich, dass mein Körper roch. Ich hatte am Vormittag einige Kämpfe durchstanden, und da man mir mein Deo genommen hatte, aus Angst, ich könne es trinken, war der Schweiß zu riechen.

Sie war nett, gepflegt und gebildet. Ich ein ausgebranntes Wrack.

Sie lächelte mich freundlich an und fragte mich, ob ich schon einmal etwas von der Kontrollkommission gehört habe und ob ich wüsste, was das sei? Natürlich wusste ich das. Sie besuchten die Einrichtung jeden Monat und informierten uns jedes Mal aufs Neue darüber, was sie taten. Dann wollte sie wissen, ob ich mich darüber beschweren wollte, hier in der Isolation zu sitzen. Natürlich wollte ich das, auch wenn ich die Art, wie sie fragte, etwas merkwürdig fand. Wäre eine offene Frage nicht viel logischer gewesen. Etwa im Stile von: »Gibt es etwas, das Ihnen nicht gefällt und über das Sie sich beschweren wollen?«

Heute verstehe ich, dass sie es vermutlich darauf angelegt hatte, offene Fragen zu vermeiden, vermutlich aus Furcht, ich könne in psychotische Zwangsvorstellungen abdriften. Ich denke aber noch immer, dass es im Hinblick auf die Rechtssicherheit nicht sonderlich klug oder sinnvoll war. Es hätte ja sein können, dass ich mich über eine Reihe anderer Dinge beklagen wollte. Wir wurden uns jedenfalls einig darüber, dass ich klagen sollte, und sie informierte mich, dass ich diese Klage schriftlich einreichen müsse. Es war eine Weile her, dass ich das letzte Mal Papier und Bleistift gesehen hatte, ich rechnete aber trotzdem damit, dass es mir gelingen würde, irgendeine Klage zu Papier zu bringen. »Gibt es da bestimmte Anforderungen, wie das formuliert sein muss oder was darin enthalten sein muss?«, fragte ich, während ich mein müdes Teenagergedächtnis auf der Suche nach dem Aufbau offizieller Briefe durchforstete und überlegte, ob es spezielle Regeln für die Begründung der Klage gab und wie die Hintergrundinformationen aufgebaut werden mussten. Aber sie missverstand mich. Sie stand noch immer da, hatte sich während unseres Gesprächs nicht gesetzt, obwohl ich saß, und sah mich so neutral an, als spräche sie über das Wetter: »Können Sie lesen und schreiben? Ich kann gerne für Sie schreiben, wenn Sie das nicht gelernt haben?« Ich war bald zwanzig, es lag noch gar nicht lange zurück, dass ich Einser in Norwegisch gesammelt hatte, und schreiben hatte ich schon können, bevor ich in die Grundschule gekommen war. Jetzt hockte ich ungekämmt und kaputt in einer Gummizelle, während eine schöne Wohlfahrtsfrau wissen wollte, ob ich lesen und schreiben könne. So hatte ich mir mein Leben weiß Gott nicht vorgestellt, und ich verstand auch nicht, wie es so hatte werden können. Es tat weh. Auch wenn ich sah, dass sie das nicht böse gemeint hatte und gar nicht bemerkte, wie sehr sie mich damit verletzte. Außerdem war das jetzt wirklich nicht der Augenblick, mich mit ihr zu streiten. Ich kommentierte ihre Frage nicht, sondern bedankte mich für die Hilfe und ließ sie die Klage schreiben. Sie las sie mir vermutlich laut vor, aber daran erinnere ich mich genauso wenig wie an ihren Inhalt oder den Ausgang der Klage als solche. Für mich war in dem Augenblick Schluss, in dem sie mich gefragt hatte, ob ich schreiben könne, und ich sie das für mich tun ließ. Danach war nichts mehr wichtig.

Als Psychologin weiß ich heute, dass Analphabetismus – jedenfalls bei den Patienten, mit denen ich arbeite – deutlich häufiger vorkommt, als ich es früher gedacht hatte. Es kann deshalb ein ganz wesentlicher Teil der Therapie, der Wiedereingliederung und der Rehabilitation sein, erst einmal zu untersuchen, ob die Patienten so gut lesen und schreiben können, dass sie im Alltag zurechtkommen. Aber damals wurde sich um so etwas nicht gekümmert. Sie war nicht meine Ärztin und brauchte nicht zu wissen, ob ich lesen oder schreiben konnte. Es sollte ja nur eine Klage aufgesetzt werden. Trotzdem wäre die ganze Situation vermeidbar gewesen, hätte sie sich etwas entspannter zu mir gesetzt und – vor allem – statt »Können Sie schreiben?« gesagt hätte »Wollen Sie schreiben?« oder »Haben Sie die Kraft, selber zu schreiben?«. Der Unterschied ist riesig, wie marginal er auch wirken mag. Es ist absolut nicht das Gleiche, etwas nicht zu können oder es nicht zu wollen. Dieses Wissen und diese Erfahrung haben mir später, als ich den Menschen helfen und mich ihnen gegenüber möglichst respektvoll verhalten wollte, sehr geholfen. Denn natürlich kommt es vor, dass ich an der realistischen Selbsteinschätzung der Patienten zweifle. Das will ich gerne einräumen. Wenn es jemand in der Schule nie gefallen hat, jemand beinahe Analphabet ist, über keine grundlegende Allgemeinbildung verfügt, etwa wer der aktuelle Ministerpräsident ist oder wie die Hauptstadt von Dänemark heißt, und überdies seit Jahren in psychiatrischer Behandlung ist, so dass er die vierzig längst überschritten hat, dann halte ich es wirklich für extrem schwierig, noch ein Jurastudium zu beginnen und erfolgreich abzuschließen. Und will jemand das trotzdem tun, darf ich auch sagen, dass da eine ganze Reihe von höchst anstrengenden Jahren auf den Betreffenden zukommen, und die Frage stellen: »Wollen Sie das wirklich? In der Schule hat es Ihnen doch nicht so sonderlich gut gefallen?« In manchen Fällen kann man sich dann durchaus darauf verständigen, dass es die Mühen nicht wert ist. Aber keiner von uns – und ganz sicher ich auch nicht – hat etwas davon gesagt, dass der Betreffende gar nicht die Fähigkeiten für eine so lange

Ausbildung hat und höchtwahrscheinlich scheitern würde. So etwas sage ich nicht, weil ich gar nicht weiß, was tatsächlich möglich sein kann. Andererseits lüge ich aber auch nicht, das versuche ich im Privatleben wie in meiner Arbeit wirklich zu vermeiden. Ich mache keine falschen Versprechungen und sage nicht, dass es bestimmt super klappen wird, wenn ich nicht daran glaube. Ich halte mich so gut es geht an die Fakten, und wenn ich glaube, dass es anstrengend wird, dann sage ich das auch. Es ist nicht schön zu lügen, es ist aber auch nicht immer nötig, alles zu sagen, was man denkt. Manchmal ist es sicher ebenso wichtig, dafür zu sorgen, dass die Menschen ihre Würde bewahren.

Mag sein, dass ich altmodisch bin, aber ich habe schon einige Einrichtungen hinter mir – sowohl als Patientin als auch als Psychologin –, und manchmal vermisse ich wirklich so etwas wie Anstand und Benehmen. Die ganz normale Höflichkeit, die einen lehrt, manchmal einfach lieber still zu sein. Ich denke dabei in erster Linie nicht an die Patienten, sondern an das Personal. Wenn eine meiner Kolleginnen Kleider trägt, die ich schrecklich hässlich finde und die wirklich ganz und gar nicht meinem Geschmack entsprechen, sage ich trotzdem nichts dazu. Es würde mir nicht in den Sinn kommen – womöglich auch noch in Anwesenheit anderer –, laut zu sagen, dass sie so wirklich nicht herumlaufen kann und sich lieber sofort umziehen sollte. Trotzdem habe ich mehrfach mitbekommen, wie das Personal so etwas zu Patienten gesagt hat, ohne dass irgendjemand darauf reagiert hätte. Wenn ich mit einer Freundin in der Stadt bin und mir auffällt, dass ihre Strumpfhose eine Laufmasche hat oder ihre Schminke verschmiert ist, sage ich ihr das natürlich, aber ich tue das so diskret wie möglich und am besten unter vier Augen. Andererseits habe ich mehr als einmal gehört, wie das Personal ganz offen und ohne auch nur den Versuch zu unternehmen, diskret zu sein, jemanden gebeten hat, den Hosenschlitz zuzumachen oder sich den Mund abzuwischen, und das mitunter sogar an öffentlichen Ort wie in einem Laden oder einem Restaurant.

Es kommt vor, dass ich auf Essgewohnheiten von Menschen reagiere. Dies ist besonders dann der Fall, wenn sie sehr schnell essen, herumkleckern oder mit vollem Mund sprechen. Mitunter frage ich mich auch, wie manche Menschen so viel essen können, oder ich verstehe nicht, warum sie sich ausgerechnet dieses Essen bestellen, wenn sie doch immer vorgeben, abnehmen zu wollen. Aber ich habe nie die Tischmanieren erwachsener Mitbürger kommentiert und beim Essen, während andere dabei zuhören, würde ich das definitiv auch niemals tun. In all den Einrichtungen, in denen ich gelebt habe, war das vollkommen anders. »Sau nicht so rum!«, »Jetzt hast du aber wirklich genug! Du musst nicht noch einmal nehmen! Wolltest du nicht abnehmen?« und so weiter.

Auf einer Station war es wirklich schlimm, dort war es nicht einmal erlaubt, zwei verschiedene Sachen aufs Brot zu tun, zum Beispiel Käse und Marmelade, und auch die Anzahl der Wurstscheiben pro Essen war begrenzt. Zwei Scheiben Wurst, egal ob die Menschen zu viel oder zu wenig wogen oder gar ihr Idealgewicht hatten. Wer sich nicht an die Regeln hielt, musste den Tisch verlassen, und ging man dann nicht freiwillig, wurde man mit Gewalt vom Tisch entfernt. Dieses Vorgehen war extrem, meistens wurden die Regeln deutlich milder ausgelegt, aber entsprechende Kommentare, Bemerkungen und Drohungen habe ich an fast allen Orten gehört, an denen ich war: »Wenn du dich jetzt nicht zusammenreißt, gehst du auf dein Zimmer!« Und auch heute noch höre ich das hin und wieder auf vereinzelten Stationen. Sicher wird das öfter gesagt, als ich es mitbekomme, denn schon damals, als ich auf der untersten aller Stufen rangierte und niemand mich ernstnahm, habe ich mitbekommen, was gesagt wurde, wenn ein Arzt oder Psychologe in der Nähe war, und was, wenn wir nur zu zweit waren. Das ist heute sicher nicht anders, nur dass ich nicht mehr die Möglichkeit habe, dies zu überprüfen.

Der Ordnung halber sei aber auch gesagt, dass ich selbst nie vom Tisch weggeschickt oder ausgeschimpft worden bin, weil ich zu viel gegessen habe. Es bei anderen gehört und gesehen zu haben, reichte aber, um mir Angst einzujagen. Man muss keiner direkten Gewalt ausgesetzt sein, um es mit der Angst zu bekommen, und auch Schelte, Kritik und öffentliche Demütigungen durch Personen mit Autorität und Macht sind eine Form der Gewalt. Sie hinterlässt keine Narben, wohl aber Spuren.

Natürlich weiß ich, dass Menschen mit psychischen Erkrankungen, besonders diejenigen, die schon lange krank sind, gewisse Unarten und Verhaltensmuster entwickelt haben können, die andere Menschen stören. Es kann für die anderen Patienten anstrengend sein, mit Menschen zusammen zu essen, denen jegliche Tischsitten fehlen und die sabbernd mit den Fingern essen. Es kann notwendig sein, Menschen bei der täglichen Hygiene und beim Anziehen zu helfen, und aus gesundheitlichen Gründen kann es auch angeraten sein, die Einnahme von Essen, Kaffee oder anderen Getränken zu reglementieren. Dass das Pflegepersonal und die Ärzte immer an die Gesundheit all ihrer Patienten denken müssen, ist kein Nachteil, das ist sehr gut so. Es legitimiert sie aber nicht dazu, unhöflich zu sein.

Ich erinnere mich an Astrid, mit der ich auf einer offenen Station zusammengewohnt habe. Astrid war groß und kräftig, hatte reichlich Übergewicht und keine guten Tischmanieren. Sie aß viel und schnell – mengenmäßig sicher dreimal so viel wie ich –, war aber immer schon fertig, wenn ich kaum angefangen hatte. Sie »könne sich nicht beherrschen« beklagte sich das Personal und bat sie immer wieder, »sich zusammenzureißen« und »anständig zu essen«. Sie tat es nicht, auf jeden Fall nicht in der Zeit, in der ich sie kannte. Vermutlich war ihr das nicht möglich. Wir waren beide Patienten, und ich habe keine Ahnung, was sie für Probleme hatte oder welche Medikamente sie einnahm. Inzwischen weiß ich aber, dass es gewisse Präparate gibt, die das Sattheitsgefühl verzögern, so dass es viel länger dauert, bis man spürt, dass man etwas gegessen hat. In solch einem Fall ist es nur natürlich, dass man weiter isst, insbesondere wenn einem nicht erklärt worden ist, was da mit einem vorgeht. Vielleicht war das ein Teil von Astrids Problem, vielleicht hatte sie nach ihrem langwierigen Krankheitsverlauf aber auch einfach nur schlechte Essmanieren entwickelt, ich weiß es nicht. Die Folge war jedenfalls, dass sie immer allein aß, allenfalls noch mit anderen Patienten. Vom Personal war nie jemand an ihrer Seite. Stattdessen riefen sie ihre Kommentare zu ihr hinüber oder bemängelten es lauthals, wenn sie wieder zu früh vom Tisch aufstand. Dass ihr stattdessen jemand zu helfen versucht hätte, habe ich nie erlebt. Auf jeden Fall hat nie jemand neben ihr Platz genommen, um mit Astrid zu essen und ihr zu zeigen, wie sie ihre Mahlzeiten vielleicht auf eine bessere Weise einnehmen könnte, oder um einfach zu versuchen, ihr die Situation bei Tisch angenehmer zu machen, so dass sie gerne etwas länger bleiben würde. Auch habe ich nie gehört, dass ihr angeboten wurde, zu zweit mit ihr zu essen oder in einem separaten Raum, um vielleicht mit ihr zu üben, wie sie für alle angenehmer und sicher auch für sich gesünder ihr Essen einnehmen könnte. Dass Astrid schlechte Tischmanieren hatte, galt als ihre eigene Schuld, und es ist nie jemand auf den Gedanken gekommen, dass ihr Verhalten zum Teil auch durch die Stimmung auf der Station mit ihren harschen Rückmeldungen beeinflusst sein könnte, denn schließlich lebte sie dort schon seit einigen Jahren. Schelte wirkt so gut wie nie, wenn man will, dass Menschen sich ändern. Viel wirkungsvoller ist es, Alternativen aufzuzeigen und auf dem Weg dorthin tatkräftig zu helfen. Natürlich ist das deutlich anstrengender, als die Schuld auf die Patienten zu schieben.

Eine Schwester hat mir einmal ihr Leid über das schlechte Benehmen der Patienten auf ihrer Station geklagt. »Die sind wie Tiere«, sagte sie. »Voller Gier und außerstande, nachzudenken oder zu reflektieren.« Danach erzählte sie mir dann von einem Samstagabend. Es sollte gerade Kuchen geben, als der Feueralarm losging. Das Personal rannte sofort nach draußen, während die Patienten sich überhaupt nicht um den Alarm scherten. Das Personal stellte bald fest, dass es falscher Alarm war, doch als alle wieder zurück auf der Station waren, war der Kuchen komplett weg. »Die blanke Gier«, sagte sie. »Die hatten nichts anderes im Kopf, als zu essen.« Die Schwester war total aufgeregt und interessierte sich nicht sonderlich für meine Fragen nach dem Verhalten des Personals. »Wie konnten Sie derart kranke Patienten einfach zurücklassen, Sie haben den Feueralarm doch ernst genommen?«, wollte ich wissen, aber sie antwortete nicht. »Wie die Tiere«, wiederholte sie, und ich gab jeden weiteren Versuch mit ihr zu reden auf und zog mich zurück. Ich mag Tiere sehr, aber es ist wirklich nicht leicht, mit einem Schaf zu diskutieren.

Als ich noch in der Grundschule war, liebte ich das Märchen über den Mann, der über die Berge in die Nachbargemeinde fuhr, um sich einen großen Braukessel zu leihen. Der Weg dauerte länger, als er gedacht hatte, und es wurde spät, bis er den Heimweg antreten konnte. Oben in den Bergen traf er eine Bettlerin, die auf der Suche nach Almosen von Hof zu Hof lief und wie er auf dem Weg ins Dorf war. Er ließ sie aufsitzen, doch nachdem sie eine Weile gefahren waren, tauchte plötzlich ein großes Rudel Wölfe auf. Das Pferd rannte, so gut es konnte, aber der Mann erkannte, dass es nicht lange dauern würde, bis die Wölfe sie einholten und auffraßen. Er hatte keine Waffe dabei, und selbst wenn, hätte diese kaum wirklich gegen ein ganzes Rudel Wölfe geholfen. Verzweifelt fragte er sich, was er tun sollte. Musste er sich oder die Bettlerin opfern. Er hatte Frau und Kinder, auf die er aufpassen musste, während sie nur eine Bettlerin war, die niemand vermissen würde. Andererseits widerstrebte ihm der Gedanke, sich auf Kosten einer alten, hilflosen Frau zu retten. Die eine Alternative war ebenso schrecklich wie die andere. Und die Wölfe kamen näher. Als abzusehen war, dass das Pferd es nicht mehr lange schaffen würde, schob der Mann den Braukessel vom Schlitten, sprang selbst hinterher und zog die Bettlerin mit sich. Die beiden krochen in den Kessel und stülpten ihn über sich. Die Wölfe witterten sie und schlichen um den Kessel herum, konnten sie aber nicht packen, während das Pferd unbehelligt nach unten ins Dorf laufen konnte. Dort ahnten die Menschen, dass etwas geschehen war, und stiegen mit Waffen und Fackeln in die Berge. Gegen die große Gruppe Männer, die sich vom Dorf her näherte, konnten die Wölfe nichts ausrichten, so dass Mann und Frau bald gerettet waren.

Das Märchen heißt »Der dritte Ausweg[2]«, und dieser Text hat mich fasziniert, seit ich ihn das erste Mal gehört habe. Wir sind so oft der Meinung, dass es nur zwei mögliche Entscheidungen gibt. Sollen wir akzeptieren, dass Menschen ihre Gesundheit mit zu viel Essen zugrunde richten, oder sollen wir ihnen noch mehr Essen verweigern? Sollen wir einer Patientin sagen, dass sie unserer Meinung nach einen Vorwand benutzt, oder sollen wir kurzsichtige Lösungen akzeptieren, die ihr nicht weiterhelfen? Die eine Lösung ist in der Regel so schlecht wie die andere. In solchen Situationen freut es mich dann immer, wenn wir einen dritten Weg finden können.

2 Den tredje utvei, vermutlich nicht ins Deutsche übersetzt (Anm. des Übersetzers)

Eines der Pflegeheime, in dem ich einige Zeit verbracht habe, lag auf dem Gipfel eines langen, ziemlich steilen Hügels. Der Bahnhof war unten am Fuß des Berges, gut einen Kilometer vom Pflegeheim entfernt. Später bin ich diese Strecke gelaufen, da war sie nicht mehr als ein angenehmer Spaziergang. Damals steckte mein Körper aber voller Medikamente, so dass mir das Laufen schwerfiel. Es fühlte sich an, wie durch tiefes Wasser zu waten, als würde jedem Schritt Widerstand geleistet, so dass mir der Weg unendlich weit vorkam. Ich sollte jedes zweite Wochenende mit dem Zug nach Hause fahren, um mich darauf vorzubereiten, wenn ich an den Wochenenden frei haben würde; auch den Weg zum Bahnhof sollte ich alleine meistern. Das freie Wochenende schaffte ich gut, und auch die Zugfahrt war kein Problem, nur der Weg nach unten war mir beinahe unmöglich. Er war sehr mühsam und schwer und gefiel mir ganz und gar nicht. Ich gab vor, Angst davor zu haben, allein auf den Zug warten zu müssen, weil die Stimmen dann von mir verlangten, mich beim Einfahren des Zuges auf die Schienen zu werfen. Das stimmte, die Stimmen sagten das wirklich. Dem Personal war das aber egal, sie meinten, ich würde das nur erfinden, weil ich in Wahrheit nicht gehen wollte. Ganz falsch war das sicher auch nicht, denn die Wahrheit ist häufig komplex, so dass es auf eine Frage mehrere richtige Antworten gibt. Die Stimmen quälten mich wirklich, sie waren ein Teil von mir, und ich konnte sie nicht von meinem Alltag und meinen Herausforderungen trennen. Sogar ich verstand, dass es einen Zusammenhang zwischen dem ungeliebten Weg und den Stimmen gab. Aber das konnte ich natürlich nicht eingestehen, nicht einmal mir selbst gegenüber, denn dann hätte ich mich als verlogen und faul geoutet, und das wollte ich nicht. Damit steckten wir aber irgendwie fest. Das Personal meinte, ich sei faul und stelle mich an. Ich leugnete. Die Wochen vergingen. Manchmal wurde ich nach unten gefahren, manchmal sagte man mir, ich müsse allein gehen, und manchmal wurde ich unter Druck gesetzt und ausgeschimpft. Es war unvorhersehbar und wenig angenehm, ich fühlte mich ungehorsam und dumm und hatte keine Ahnung, wie wir diese festgefahrene Situation verbessern könnten, denn was ich auch tat, es war falsch. Dann bekam ich eine neue Kontaktperson zugeteilt, die mir an meinen freien Wochenenden helfen wollte. Es war ihr wichtig, dass ich unabhängig wurde von den Meinungen und Launen der anderen, weshalb sie mir eine verbindliche Vereinbarung vorschlug. Sie glaubte mir, dass die Stimmen anstrengend seien, und wollte mich deshalb zum Bahnhof begleiten und dort mit mir warten, bis der Zug da sei, oder wenigstens eine ganze Weile. Das war gut zu hören. Ihr Auto sei alt und komisch, sagte sie. Es sei ein Diesel mit einem Motor, der fast die Ausmaße eines Lastwagens habe, weshalb sie ihn für eine so kurze Strecke besser nicht anmachen sollte.

Wir mussten deshalb zum Bahnhof laufen, konnten das aber zusammen tun. Ich weiß natürlich nicht, was sie dachte oder wie sie die Situation einschätzte, auch wenn ich da so meine Vermutung habe. Die Hauptsache war natürlich, dass sie nicht mit einer Silbe andeutete, dass ich log, faul oder ungehorsam war. Sie nahm mich vollkommen ernst, ohne auf meinen Wunsch, gefahren zu werden, auch nur einzugehen. Das Wichtigste von allem war aber, dass sie in dieser Situation an meiner Seite war. Sie saß nicht mit ihrer Meinung und ihren Kommentaren am Nachbartisch, sie stand nicht an der Seitenlinie und rief mir moralische Anfeuerungen zu, und sie ließ mich nicht allein mit der Verantwortung für eine völlig unübersichtliche Situation. Sie hätte wie die anderen sagen können, das alles funktioniere nicht, weil ich so unmöglich sei. Stattdessen ging sie das Risiko ein, etwas naiv und dumm zu wirken, aber indem sie sich etwas kleiner machte und mir zu verstehen gab, dass sie mir glaubte, erhielt ich die Chance, etwas größer zu werden.

Wir gingen Freitag um Freitag zusammen nach unten zum Bahnhof. Manchmal unterhielten wir uns, manchmal gingen wir schweigend nebeneinander her. Aber immer war sie mit kleinen Hilfen für mich da. Sachen, die man oft vergisst, weil man sie für selbstverständlich hält. Für mich war aber nichts mehr selbstverständlich. Wir nahmen gemeinsam eine Abkürzung, die ich allein nicht zu gehen gewagt hätte, da ich nicht wusste, ob das erlaubt war. Sie erzählte mir ganz beiläufig, dass sie beim Spazierengehen in der Regel Walkman hörte, weil das für sie das Gehen angenehmer machte. Jedes Mal, wenn wir vom Pflegeheim losgingen, sah sie auf die Uhr. Desgleichen wenn wir am Bahnhof ankamen, bis auch ich ein gutes Gefühl dafür hatte, wie viel Zeit ich brauchte. Damit verschwand meine Nervosität und meine Angst, den Zug zu verpassen, so dass ich auch nicht mehr schneller gehen musste, als ich eigentlich konnte. Sie wartete in der Bahnhofshalle und kommentierte laut, wenn die Anzeige sich änderte und darauf hinwies, dass der Zug jetzt bald kam. Sie zeigte mir damit, dass ich den Zug auch dann nicht verpasste, wenn ich drinnen wartete, bis er einfuhr – für mich hatte das den Vorteil, dass ich nicht mehr an den Geleisen stehen und mich dem Drang aussetzen musste, auf die Schienen zu springen, wenn der Zug kam. Und so weiter und weiter. Wirklich direkt sagte sie nur selten etwas. Sie gab mir auch nur selten Ratschläge und schimpfte nicht gleich darauf los. Unsere gemeinsamen Wege waren ruhige, angenehme Touren, bei denen sie mir Informationen zugänglich machte. Außerdem achtete sie wirklich darauf, diese Strecke immer wieder als Training zu bezeichnen, ohne eigentlich zu spezifizieren, auf was dieses Training abzielte. Sie war ein Vorbild, ein Beispiel, ich sah sie an, machte alles wie sie und lernte dabei. Nach einer Weile sagte ich, dass sie schon gehen könne, wenn wir unten im Bahnhof waren. Etwas später, dass sie schon umkehren könne, wenn wir den Bahnhof bald erreicht hatten – es sei ja Freitag und sie wolle sicher bald nach Hause. Als sie irgendwann in die Ferien ging, war es für mich in Ordnung, den Weg allein zu gehen. Das Training hatte gewirkt, die Stimmen waren ruhiger geworden, und ich kam allein zurecht. Dabei wussten wir beide, dass es um viel mehr als nur diese Stimmen ging, wenn wir auch nie darüber sprachen. Sie hat mich nie entlarvt, nie mit ihrer Einsicht, ihrem Wissen und ihrer Tüchtigkeit brilliert. Sie begleitete mich zum Zug, obwohl all die anderen Pfleger und Schwestern das für Unsinn hielten und der Meinung waren, ich wolle nur gefahren werden und bräuchte keine Begleitung. Sie fand den dritten Ausweg.

Zu gehen

Balance

Als ich klein war und Fahrradfahren lernen sollte,
musste die Straße flach, gerade und übersichtlich sein.
Es durfte nichts Unerwartetes geben
wie Fußbälle, Autos oder Hunde,
die mir plötzlich in den Weg kamen.

Manchmal wünschte ich mir,
das Leben wäre so.
Einfach, geradeaus, übersichtlich.
Ohne diese Unmenge quälender Überraschungen
wie Krankheiten, Steuernachforderungen und Liebes-
kummer,
die mich immer wieder ausbremsen.

Dabei weiß ich,
innerlich,
dass ich,
als ich klein war,
nichts anderes durfte,
als unsere Sackgasse auf und ab zu radeln.

Jetzt habe ich viel trainiert
und meistere mein Fahrrad gut.

Gänge, Bremsen, Gleichgewicht, Verkehrsregeln,
Lenker,
Weitwinkelspiegel, Muskelkontrolle,
all das funktioniert jetzt.

Ich kann fahren, wo ich will.
Ich komme zurecht,
im dichten Verkehr und auf steilen Anstiegen.
Am besten aber gefällt es mir auf schmalen
Waldwegen.
Denn dort,
zwischen den störrischen Wurzeln und unerwarteten
Steinen,
liegt das Nest des Gesangs
der Vögel.

Es ist leicht, Geschichten darüber zu erzählen, was in einem Pflegeheim oder in einem Krankenhaus alles schiefgehen kann, dabei ist das nie die ganze Wahrheit. Natürlich habe ich viel weniger gute Erinnerungen an diese Einrichtungen, aber es gibt durchaus auch gute. Ich bekam Hilfe und wurde behandelt, und ich bekam einen Puffer für meine Einsamkeit. Die Einrichtung wurde zu einer Art Ersatz für mein fehlendes Netzwerk, und einige Orte, an denen ich war, verstanden sich wirklich auf Fürsorge. Wenn auch teuer bezahlte Fürsorge, denn ich musste viel von meiner Eigenständigkeit abgeben, von meiner Integrität und manchmal sogar von meiner Würde, um Teil dieser Fürsorge zu sein. Trotzdem war das besser als nichts. Ich erinnere mich noch an die Weihnachtsvorbereitungen, an die Osterwerkstatt, die Sommerausflüge und die Herbstfeste. Gemeinschaftsräume mit mehr Deko und Aktivitäten als die meisten anderen Menschen in ihren Häusern ertragen würden. Abende mit gemeinschaftlichem Gesang, lockeren Gesprächen und gemütlichem Beisammensein. Ich erinnere mich aber auch noch an die Leere in meiner eigenen Wohnung, wenn ich wieder einmal entlassen wurde. Schließlich war ich es gewohnt, mit mindestens zwanzig anderen Menschen zusammen zu wohnen, nicht zu vergessen die große und immer wieder variierende Auswahl an Personal. Auf den Stationen gab es immer jemanden, mit dem man reden konnte. Wir aßen gemeinsam in einem großen Speisesaal, und selbst nachts war der Nachtdienst jederzeit ansprechbar, sollte man jemanden zum Reden brauchen. Das Problem war nicht die Einsamkeit, sondern die fehlenden Möglichkeiten, allein zu sein. Die Einrichtungen waren groß, mit Bastelstube, Gemeinschaftsraum, Vestibül, Gruppenraum, Sitzungsraum und manchmal sogar mit einem eigenen Fitnessraum. In meiner Wohnung war nur ich. Mein Appartement war klein, eng und ziemlich dunkel. Und es war leise. Sehr, sehr leise.

Es sagt sich so leicht, dass Menschen mit den unterschiedlichsten Erkrankungen und Behinderungen in die Gemeinschaft eingegliedert werden sollen. Wie das gemeint ist, ist mir nicht wirklich klar. In den Gemeinschaften, die ich kenne, laden wir nicht spontan unsere Nachbarn zum Kaffee ein, auf jeden Fall nicht im Laufe der ersten zehn Jahre, die wir nebeneinander wohnen. Eine Ausnahme machen da vielleicht Eltern mit Kindern, die miteinander spielen, doch sieht man von diesen Kreisen ab, ist es kaum üblich, Fremde zu sich nach Hause einzuladen. So etwas tun wir hier in Norwegen ganz einfach nicht. Wie können wir da glauben, dass psychisch gestörte Menschen, Autisten oder Menschen mit schweren und langwierigen psychischen Problemen eine Ausnahme sind und ausgerechnet sie so viel Sicherheit und Spontaneität in die Nachbarschaft bringen, dass wir mit unseren gewohnten Verhaltensweisen brechen und gleich die sonst so gut verschlossenen Türen öffnen?

Als ich zum letzten Mal entlassen wurde, war das über

lange Zeit geplant. Ich wollte es selbst so, hatte über lange Zeit an mir gearbeitet und viel gelernt. Ich hatte meine Ruhepause bekommen und genutzt und war nun wieder auf dem Weg nach oben. Ich erkannte, dass ich mich entscheiden musste. Das Trockentraining war abgeschlossen, jetzt halfen die Schwimmzüge im Schwimmring oder im flachen Wasser nicht mehr, jetzt musste ich mich endlich wieder in tieferes Wasser wagen und den Mut haben zu schwimmen. Eigentlich traute ich mich nicht, andererseits wusste ich, dass ich nur so weiter kommen würde, weshalb ich schließlich selbst um diese Entlassung gebeten hatte. Früher hatte ich es schon einmal mit betreutem Wohnen versucht, doch jetzt wollte ich wieder eine eigene, ganz normale Wohnung. Ich wusste, was ich tat, und wusste es doch nicht.

Es ging verhältnismäßig gut, für eine Weile jedenfalls. Ich hatte ein stabiles Sicherheitsnetz in der Gemeinde, bekam Wiedereingliederungshilfe, hatte Zugang zu einem Tageszentrum mit Therapieangeboten, eine angenehme Wohnung und eine tolle Kontaktgruppe, in der all meine Betreuer und Therapeuten konstruktiv mit mir und der Gruppe zusammenarbeiteten. Und ich hatte die Unterstützung meiner Familie. Außerdem war mir zugesichert worden, dass ich jederzeit und ohne Voranmeldung oder ärztliches Attest in das Pflegeheim zurückkehren konnte, sollte es mir plötzlich wieder schlechter gehen. Es musste mir nicht einmal richtig schlecht gehen, ich könnte einfach anrufen und darum bitten, zurückzukommen, dann würden sie schon einen Platz für mich bereitstellen. Das alles zu wissen, gab mir Sicherheit, und vermutlich trug auch diese Sicherheit dazu bei, dass mir weitere

Einweisungen erspart blieben. Allein das Wissen darum, dass ich mich jederzeit anders entscheiden konnte, hielt die Panik in Schach, so dass ich immer daran glaubte, noch ein bisschen aushalten zu können. Ich hatte ja keine Eile. Würde es so schlimm, dass ich es nicht mehr aushielt, konnte ich ja anrufen. In der Regel gingen die Krisen vorüber, so dass ich mich Mal für Mal dafür entschied, zu Hause zu bleiben. Ich hangelte mich weiter, stolpernd und nicht immer im Gleichklang, aber ich schaffte es. Ich hielt ein paar Wochen durch, und aus den Wochen wurde ein Monat, dann zwei. Aber auch nach dieser Zeit hatte ich Krisen zu überstehen, und auch die Sehnsucht nach der Gemeinschaft war noch immer da.

Ich nahm Kontakt zu dem Tageszentrum und zu Mental Health auf, aber die Abende dort waren traurig und leer. Am schlimmsten waren die Ferien, wenn alles geschlossen war und alle so verflucht fröhlich taten. Ich war nicht fröhlich. Ich hockte zu Hause in meiner Wohnung, hatte niemanden, mit dem ich zusammen sein konnte, wenn das bezahlte Netzwerk Ausgang hatte, und langweilte mich. Ich unternahm Spaziergänge, hörte Musik, malte ein bisschen und möblierte meine Wohnung um. Dazwischen ging es mir phasenweise auch gut, aber die meiste Zeit fühlte ich mich leer, still und seltsam. Ich denke, das war die Traurigkeit, wenn auch eine ganz andere Traurigkeit als früher. Sie beinhaltete keine Verzweiflung, kaum Stimmen, wenig Schuld und kaum Forderungen. Diese Traurigkeit bestand nur aus einem ruhigen Gefühl der Leere, das ich nicht zu definieren wusste. Ich erlebte es nicht ohne Angst, denn dieses Gefühl war so anders als Chaos, Panik und Verzweiflung, die starken Emotionen, die ich von früher kannte. Vielleicht war das eine Variante all des tristen Graus, das ich vor dem eigentlichen Beginn meiner Krankheit empfunden hatte. Heute weiß ich, dass dies eine Art Vorstufe der Krankheit war. Musste ich daraus ableiten, dass ich mich wieder auf dem Weg in die Krankheit befand? Dann wäre es sicher das Beste, gleich wieder das Heim anzurufen, um eingewiesen zu werden, bevor alles noch schlimmer wurde.

Erstaunlicherweise gab dieser Gedanke mir Trost und half, das seltsame Gefühl der Leere wieder so weit in den Hintergrund zu drängen, dass ich neugierig wurde. Wenn das wirklich ein Anzeichen einer Verschlechterung war, wie konnte dieses Gefühl sich dann so schnell verändern? Eigentlich hatte ich keine Lust, mich dieser Frage zu stellen, ich wusste aber, dass ich keine andere Wahl hatte. Ich begann darauf zu achten, wie es mir in Wirklichkeit ging, und machte dieses Mal keinen Bogen um diese Stimmungen, sondern vertiefte mich in sie, um sie besser kennenzulernen und herauszufinden, was sie abbildeten. Ich redete mit meiner Therapeutin, und auch das half, wichtiger war aber, dass ich in meinen Gefühlen wirklich nur Gefühle ausmachte und keine Anzeichen einer Krankheit. Wenn Menschen über lange Zeit sehr krank sind, ist es nur natürlich, dass sie hypersensibel für alle Anzeichen eines Rückfalls werden. »Dieses Fieber – ist das wirklich nur die Grippe?« »Warum bin ich so müde – sind meine Lymphknoten nicht doch ein bisschen geschwollen?« Es ist nicht verwunderlich, dass man ängstlicher als gewöhnlich wird, wenn das Leben einem gerade erst gezeigt hat, dass es tatsächlich vieles gibt, wovor man Angst haben sollte. Auch ich war ernsthaft krank gewesen und hatte viel Schlimmes erlebt, aber meine Verschlechterungen waren nie eingeleitet worden von Fieber oder anderen somatischen Symptomen, sondern von Änderungen auf dem Gefühlsniveau und auf der gedanklichen Ebene. Da ist es nicht erstaunlich, dass ich schließlich große Angst vor Gefühlsschwankungen hatte, ganz speziell vor Phasen mit negativen Gefühlen, da diese ja auch Vorzeichen einer Krankheit sein konnten. Aber ich wurde nicht wieder krank. Ich war dabei, ins Leben zurückzufinden.

Ein wichtiger Teil des Zurückfindens ins Leben besteht gerade darin, eine große Vielfalt von Gefühlen in sich zu beherbergen, sowohl gute als auch anstrengende. Dass man eine gewisse Ahnung hat, was sie bedeuten, und man sie auf eine Weise kontrollieren kann, dass sie nicht die Überhand bekommen und das Leben komplett dominieren. Als ich krank war, waren meine Gefühle unverständlich, sie waren wortlos und chaotisch und wurden durch konkrete Handlungen ausgedrückt. Ich sagte nicht: »Ich bin so frustriert, dass ich mir die Haare raufen könnte!«, ich tat es. Ich zeigte nicht, dass die Situation so festgefahren war, als würde man mit dem Kopf gegen die Wand stoßen. Ich stieß mit dem Kopf gegen die Wand. Ich dachte nicht, der Druck ist so übermächtig, dass es sich anfühlt, wie in einem Rudel Wölfe zu leben. Ich sah Wölfe. Es war farbenfroh, lebendig und kreativ, gleichzeitig aber auch sehr anstrengend – wie ein Wildpferd direkt von der Steppe. Viel Kraft, viel Leben, unglaublich freie Bewegungen, faszinierend und fesselnd – und doch vollkommen unnahbar und absolut lebensgefährlich. Die Zielsetzung war nicht, aus dem wilden Mustang ein träges Reitpony zu machen, sondern ihn so weit zu zähmen, dass man mit ihm zurechtkam, ihn füttern und pflegen konnte, und seine Kräfte und Eigenschaften im Zusammenspiel mit anderen zu nutzen. Um Gefühle zu dressieren, ist es notwendig, die Bilder und konkreten Handlungen durch Worte zu ersetzen oder zu vervollständigen und Zusammenhänge zu erkennen zwischen dem, was geschehen ist, und dem, was ich gefühlt habe. Es ist wichtig, die Gefühle zu erkennen und sie zu nutzen, statt sie zu bekämpfen. Das braucht Zeit, aber wie die Dressur eines Pferdes aus vielen kleinen Schritten besteht, so verlangt auch dieser Prozess Geduld. Eine der ersten Sachen, die ich entdeckte, wenn ich in den Ferien in meiner Wohnung saß, war, dass ich mich überhaupt nicht traurig oder krank fühlte. Mir war langweilig, denn das geschieht schnell, wenn alles zu still wird. Und doch war das etwas ganz anderes. Ich hatte gedacht, ich würde wieder krank werden, und hatte jeden Stress peinlichst vermieden, um nicht noch schneller rückfällig zu werden. Wenn ich aber erkannte, dass ich mich in Wahrheit langweilte, konnte ich Projekte starten oder Sachen machen, an denen ich Spaß hatte. Das half viel mehr, als »zu entspannen«. Natürlich. Benzin ist eine Flüssigkeit, und Flüssigkeiten löschen in der Regel Brände. Trotzdem löscht man kein Feuer, indem man Benzin darüber gießt. Ebenso wenig kann man Langeweile damit kurieren, noch weniger zu tun. Wenn man das weiß, leuchtet es vollkommen ein, andererseits erscheint einem all das als besonders kompliziert, was man noch nicht gelernt hat.

Ich lernte meine Langeweile also mit Aktivitäten zu kurieren. Das half, aber trotzdem hatte ich noch einiges vor mir, denn in der seltsamen, schmerzenden Leere steckten noch weitere Gefühle. Da war nicht nur Langeweile, da war noch etwas anderes. Ich begann zu suchen und fand es schließlich heraus. Es war die Sehnsucht. Die Sehnsucht nach Sicherheit, Geborgenheit und Gesellschaft. Die Sehnsucht nach der Gesellschaft, die es auf den Stationen tatsächlich mitunter gab. Ich verstand es, wollte dieser Sehnsucht aber nicht nachgeben. Ich fühlte, dass ich mit Einweisungen auf irgendwelche Stationen eigentlich durch war. Das, was ich hier und jetzt brauchte, war nicht mehr Sicherheit, sondern mehr Herausforderungen. Ich tastete mich in die Sehnsucht hinein und wusste, dass die Sicherheit, die früher immer so wichtig für mich gewesen war, jetzt schädlich war und mich zurückhalten konnte. Gleichzeitig war ich mir aber alles andere als sicher, ob ich es schaffen würde, der Versuchung zu widerstehen. Ich wusste, dass ich etwas tun musste, um mir selbst zu helfen, und tat, was mir in dieser Situation einfiel – ich schaffte mir einen Hund an, genauer gesagt eine nette, anhängliche Hündin.

Sie war mein Wachhund, wenn ich nachts wach lag, meine Motivation, um nach draußen zu gehen, mein Bindeglied, um mit den Nachbarn ins Gespräch zu kommen, und meine Gesellschaft, wenn wieder einmal ein einsamer Abend anstand. Und noch etwas, sie war abhängig von mir. Ich konnte nicht wieder eingewiesen werden, denn was würde dann aus Kia werden? Und genau darum hatte ich diese Hündin gewollt. Ihr wichtigster Job war, dafür zu sorgen, dass ich gar nicht erst auf die Idee kam, etwas zu tun, das nicht mehr gut für mich war.

Es gibt etwas, das ich an meinem Fachgebiet, der Psychologie, besonders mag, und das ist die Tatsache, dass es in dieser Wissenschaft nur sehr wenig allgemeingültige Antworten gibt. Natürlich gibt es vieles, das wir wissen, vieles, das generell für alle Menschen gilt und als sichere Erkenntnis angesehen wird. Aber eine der wichtigsten Sachen, die ich während meines Studiums gelernt habe, ist, mir ständig der Komplexität der Situation bewusst zu sein. Wenn eine Sache richtig war, hieß das nicht, dass unter anderen Umständen nicht auch das Gegenteil richtig sein konnte. Menschen ähneln sich in vielerlei Hinsicht. Aber trotzdem ist jeder einzelne Mensch und jede Situationfür sich einzigartig. Genau das macht es so spannend. Für mich war es richtig, wichtig und von entscheidender Bedeutung, mich nicht »der Verlockung hinzugeben und wieder in die Klinik zu gehen«. In einer anderen Situation wäre diese Entscheidung vielleicht falsch gewesen. Da hätte die Herausforderung möglicherweise darin bestanden, nicht die Einweisung zu umgehen, sondern sie zu akzeptieren. Hätte ich mir einen Hund angeschafft, bevor der richtige Zeitpunkt dafür gekommen war, wäre das falsch gewesen, sowohl für mich als auch für den armen Hund. Für andere Menschen gibt es sicher andere Zeitpunkte, die ideal sind, um sich ein Tier anzuschaffen, und für wieder andere wäre ein Haustier vielleicht immer der falsche Weg. Sie haben andere Antworten auf ihre Herausforderungen.

In einer der letzten Einrichtungen, in der ich gelebt habe, hatte jemand ein Gebet aufgehängt, wie man es bei den Anonymen Alkoholikern betet: »Gott, gib mir bitte die Gelassenheit, die Dinge hinzunehmen, die ich nicht ändern kann, den

Mut, die Dinge zu ändern, die ich ändern kann, und die Weisheit, das eine vom andern zu unterscheiden.« Ich bin mehrmals vor der Tafel mit dem Gebet stehen geblieben, habe die Worte gelesen und gedacht, dass sie wirklich den Nagel auf den Kopf treffen. Manchmal ist es richtig, seine Situation zu akzeptieren, manchmal ist es besser zu kämpfen. Das Wichtige ist, den Unterschied zu kennen und Weisheit und Mut genug zu haben, in sich selbst hineinzublicken und nachzuspüren, was man in diesem Moment wirklich braucht.

In *Die unendliche Geschichte* schickte der Autor Michael Ende seine Hauptperson Bastian Balthasar Bux in das Märchenreich Phantàsien. Dort bekommt er das Amulett der Kindlichen Kaiserin mit der Inschrift: »Tu, was du willst«. Bastian versteht die Botschaft falsch, er liest darin: »Tu, wozu du Lust hast«, und folgt seinen Einfällen und Gelüsten impulsiv und unstrukturiert. Er bemerkt nicht, dass er mit jedem Einfall, dem er folgt, und mit jedem Wunsch, der in Erfüllung geht, etwas von sich selbst verliert, eine Erinnerung, ein Stück des Bewusstseins, wer er eigentlich ist, wo er herkommt und wohin er will. Zum Schluss wünscht er sich nicht mehr zurück in die Wirklichkeit, sondern will sich selbst als Herrscher von Phantàsien krönen lassen. Bevor es so weit kommt, wird er allerdings gestoppt und landet bei den Verlorenen Seelen in der alten Kaiserstadt. Dort trifft er all die anderen, die versucht haben, Kaiser von Phantàsien zu werden, stattdessen aber alles verloren haben, sich selbst eingeschlossen.

Ich kenne diesen Ort, ich bin dort gewesen. Michael Ende nennt all diese Menschen die früheren Kaiser von Phantàsien, das Diagnosesystem spricht von Psychosen. Die Gründe dafür, warum man in einer solchen Situation landet – sei es nun in der Unwirklichkeit der Psychosen oder in der alten Kaiserstadt – können sehr unterschiedlich sein, aber soweit ich das einschätzen kann, sind die Resultate recht ähnlich. Gefühle, Gedanken, Träume und Wünsche regieren ohne Dressur, ohne System, ohne Grenzen und ohne Worte, um einen Rahmen zu geben oder Pläne für die Impulse zu entwickeln. Man verliert sich selbst aus den Händen und mit sich die Wirklichkeit, wird Kaiser über Fantasie und Wahnsinn, bis alles in einem sinnlosen Chaos verschwindet. Die Einwohner der alten Kaiserstadt haben keine Wünsche mehr, doch ohne Wünsche können sie Phantàsien nicht mehr verlassen. Bastian hatte noch ein paar wenige Wünsche, was ihm schließlich nach Hause hilft. Und auch ich hatte noch einen Wunsch, ein klar definiertes Ziel, das mir zurück in die Wirklichkeit geholfen und meine Handlungen auf den richtigen Weg geleitet hat.

Schon seit ich in der sechsten Klasse war, wollte ich Psychologin werden. Dieser Traum hielt mich über Wasser, wenn alles hoffnungslos aussah, und er half mir gegen Ende meiner Reise, als es darum ging, wieder Worte zu finden, mich daran zu erinnern, wer ich war, und Kontrolle über meine Gefühle zu erlangen, die richtigen Entscheidungen zu treffen. Ich wusste, wohin ich wollte, und das erleichterte mir das Gehen. Heute denke ich, dass mein damaliges Ziel eigentlich nicht wirklich gut war, es war viel zu begrenzt. Jetzt, wo ich tatsächlich Psychologin bin, muss ich eingestehen, dass dies nicht das Wichtigste in meinem Leben ist. Es ist ein toller Beruf, meine Arbeit und der Umgang mit meinen Patienten gefällt mir, aber es ist nur meine Arbeit und nicht mein Lebensinhalt. Heute gibt es vieles, das mir wichtiger ist, doch damals, als es nur ein Traum war, war dieser Traum das Wichtigste von allem. Vielleicht gerade weil er so deutlich war, dass ich ihn verstehen konnte. Vor nicht allzu langer Zeit hörte ich das Lied »Skyfri Himmel« von Bjørn Eidsvåg im Radio. Es war lange her, dass ich dieses Lied gehört hatte, und mir wurde bewusst, dass ich jetzt zum ersten Mal wirklich verstand, was er da sang. In dem Lied heißt es: »Das Einzige, was sie sich wünschte, war ein Sonnentag, ein Tag ohne Wolken, eine Stunde ohne Probleme, Zeit mit Freunden, nüchtern und doch schwindelig vor Freude, so froh um den Frieden. Es ist nicht zu viel, sich all das zu wünschen, denn sie weiß, dass das Leben beileibe nicht immer so ist.« Nein, als ich dieses Lied vor zehn oder fünfzehn Jahren zum ersten Mal hörte, war das Leben definitiv anders. Ich wusste auch damals, dass es in diesem Lied darum ging, wie es war, wenn man sich schlecht fühlte, verletzt war, und sich etwas wünschte, das man im Augenblick nicht bekommen konnte – aber mehr bekam ich damals nicht mit.

»Eine Stunde ohne Probleme.« Eine Stunde ohne Stimmen, ohne Selbstverletzung, ohne begrenzt zu sein durch die Krankheit oder die Behandlung, ohne Sorgen, ohne Einsamkeit, ohne diese Müdigkeit … Nein, ich verstand damals die Worte, die tiefere Bedeutung dahinter erkannte ich aber nicht. »Zeit mit Freunden.« Lachen, Reden, Diskutieren, Sachen mit Menschen unternehmen, mit denen man sich auf Augenhöhe befindet und die aus eigenem, freiem Willen mit einem zusammen sind, ohne dafür bezahlt zu werden. Einfach weil alle Lust dazu haben? Auch das verstand ich nicht. Es war für mich nicht nur unerreichbar, sondern ganz einfach unbegreiflich. Ich war als Erwachsene nie gesund gewesen und hatte keine klaren Vorstellungen davon, wie ein gutes Leben aussehen konnte. Die Träume von einem Tag ohne Wolken waren nie meine Träume gewesen. Sie hatten nie die Kraft gehabt, mich zu motivieren, weil ich sie nicht verstand. Als Teenager hatte ich eine gesunde Neugier, war wissbegierig und hatte viel Freude am Lernen und Arbeiten. Auch wenn meine Träume unvollständig und kindlich waren, konnte ich mir vorstellen, einmal einen Beruf zu haben, der mir gefiel und in dem ich lernen, arbeiten und mich weiterentwickeln konnte. Das Ziel war ganz konkret, und auch der Weg dorthin war recht klar. Anfangs erleichterte er mir das Laufen. Aber nachdem ich ein Stück des Weges zurückgelegt hatte und dem Ziel immer näher gekommen war, hatte es mehr und mehr an Bedeutung verloren. Da war der Weg selbst das Spannende geworden, er war die eigentliche Belohnung, und mein eigentliches Ziel war mir gar nicht mehr so wichtig.

Ich hatte früher romantische Fantasien und stellte mir das Gesundwerden spannend wie eine Katharsis vor. Dass ich einen Nullpunkt erreichen, dann einen Durchbruch erleben und plötzlich das Licht sehen würde, den Zusammenhang. Ich glaubte, dass mein Leben in der Folge eine dramatische Wendung machen würde, so dass sich alles innerhalb kürzester Zeit positiv entwickelte. So war es nicht. Das Gesundwerden war einfach eine Unmenge von ganz normalen Werktagen, die gelebt werden mussten, ein Haufen undramatischer Entscheidungen, die es zu treffen galt. Der Widerstand, das, was mich zu brechen versuchte, war kein feuerspeiender Drache, sondern bloß eine lange Reihe stiller, grauer Tage. Der Autor Salman Rushdie ist in erster Linie für die *Satanischen Verse* bekannt, aber er hat auch ein ganz anderes, schönes kleines Buch geschrieben, *Harun und das Meer der Geschichten*. Der junge Held trifft darin irgendwann den Erzbösewicht, der damit droht, alle Geschichten der Welt zu vergiften. Und Harun bemerkt, dass der Schurke beileibe kein finsterer, furchteinflößender Riese, sondern ein »dürrer, langer, jämmerlich schniefender Funktionärstyp wie alle anderen ist«. Das Gefährliche ist nicht das Dunkle, Feuerspeiende, Lebendige. Die wirkliche Gefahr geht von dem Normalen, Kleinbürgerlichen, Alltäglichen aus. Und seine Macht liegt gerade darin, dass es uns als so ungefährlich erscheint, dass wir vergessen, dagegen zu kämpfen.

Mein Leben war nicht spannend oder dunkel, es war einfach nur anstrengend. Es ging darum, jeden Morgen aufzustehen, zu tun, was getan werden musste, und wieder nach Hause in die leere Wohnung zurückzukehren. Es ging darum, allein zu essen, allein aufzuräumen, sich mit begrenztem Budget herumzuschlagen und keine Freunde zu haben, die man anrufen konnte, um mit ihnen Freud und Leid zu teilen. Es ging um die Angst, zum Friseur zu gehen, weil der immer so viele schwierige Fragen stellte, auf die ich keine Antworten wusste: Und, haben Sie viel Arbeit? Was machen Sie denn beruflich? Fahren Sie dieses Jahr in die Ferien? Ich versuchte dann immer, eine Zeitschrift wie ein Schild vor mir in die Höhe zu halten, fühlte mich dadurch aber unhöflich und asozial. Es war nicht so, dass ich nicht reden wollte, es gab einfach so wenig, über das ich reden konnte.

Meine Therapeuten sagten, es sei wichtig, dass ich versuche, mir ein Netzwerk aufzubauen, aber wie ich das anstellen sollte, sagten sie mir nicht. Aber ich versuchte es trotzdem und wurde Mitglied im Roten Kreuz und bei einigen anderen Vereinigungen. Bei den Guttemplern (IOGT) fand ich eine Gruppe erwachsener Menschen, die auch innerlich Platz für neue Mitglieder hatten. Sie holten mich zu Hause ab und brachten mich nach den Treffen auch wieder zurück. Die Begegnungen liefen immer nach dem gleichen Schema ab; erst ein Durchgang der anstehenden Themen, dann die Diskussion eines aktuellen Vorgangs, bevor es eine Pause mit Essen und Trinken gab, ehe der gesellige Teil mit Unterhaltung, Musik und kulturellen Darbietungen oder Vorträgen begann. Vielleicht nicht sonderlich spannend, aber vorhersehbar und sicher. Sie waren mein soziales Leben alle zwei Wochen, und ziemlich lange waren diese Menschen das einzige Netzwerk, das ich hatte. Sie waren großzügig und akzeptierten, dass ich mich bei ihnen sicher fühlte. Es ist so leicht, darüber zu reden, dass »die Gesellschaft Verantwortung für Menschen mit psychischen Erkrankungen übernehmen muss«, und es fällt so leicht zu vergessen, dass wir diese Gesellschaft sind. Diese Menschen haben das nie vergessen. Ich hatte einen leichten Rückfall und wurde noch einmal kurz eingewiesen, nur ein paar Tage, aber trotzdem verpasste ich dadurch ein Treffen, weshalb ich ihnen Nachricht gab, dass sie mich nicht abzuholen bräuchten. Als ich wieder entlassen wurde, besuchten sie mich zu Hause, brachten mir einen Blumenstrauß und wünschten mir gute Besserung. Ich hatte im Laufe der Jahre gelernt, ziemlich viel zu ertragen, und war durch Demütigungen, Kritik oder Abweisungen kaum mehr aus der Bahn zu werfen. Aber dieser Blumenstrauß war so fantastisch normal, so voller Anteilnahme und Fürsorge, dass mir die Tränen kamen. Mir war zwar klar, dass sie es immer so machten, wenn jemand von ihnen krank war, aber ich war erst seit ein paar Monaten dabei und trotzdem behandelten sie mich wie eine der Ihren. Das gab mir Kraft, mich ein bisschen weiter vorwärts zu kämpfen.

Ich musste alles neu lernen und die einfachsten Dinge waren schwierig – angefangen beim Kochen von Bratensauce oder dem Smalltalk mit den Nachbarn bis hin zur Steuererklärung. Ich war in psychiatrischen Einrichtung, seit ich siebzehn Jahre alt war, jetzt war ich bald Ende zwanzig und begegnete den Erwartungen, die man an eine normale erwachsene Frau stellt, die weiß, wie alles funktioniert. Oft war das bei mir nicht der Fall. Wergeland sagte: »Das erste Mal, das erste Mal, da macht so mancher Kleinkram Qual«. Als ich klein war und noch nicht zur Schule ging, habe ich Wergeland missverstanden. Ich glaubte, es bedeutete: »Das erste Mal, das erste Mal, da macht man manchen Kleinkram falsch.« Auch nachdem ich gelernt hatte, wie es richtig hieß, hielt ich an meiner Version fest. Ich mochte sie einfach, denn es war wirklich nicht leicht, etwas zum ersten Mal zu tun. Besonders dann nicht, wenn man das schon vor langer Zeit hätte lernen sollen.

Vor einigen Jahren hatte ich die Ehre, meiner Nichte das Fahrradfahren beizubringen. Sie hatte ein paar blöde Erlebnisse mit ihrem Fahrrad gehabt und war etwas skeptisch, so dass wir ganz von vorn mit Stützrädern anfingen. Zu Beginn war das weder für sie noch für mich angenehm. Wir hatten uns vorgenommen, dieses Projekt an Ostern anzugehen, und wir kämpften uns mit endlosen Wiederholungen durch die Osterwoche. Auf ebenen Straßen und auch bei leichter Steigung. Mit Stützrädern und mit ihrer Tante als lebendige Stütze an ihrer Seite. Ihr Hintern brannte und mein Rücken schmerzte, sie trat und ich schob, aber trotzdem fanden wir den Rhythmus nicht. Aber aufgeben wollte sie nicht. Verbissen und zielbewusst rackerte sie weiter. Dann versuchten wir es ohne Stützräder, aber es war zu früh und sie stürzte. Sie tat sich weh, bekam Angst, wurde wütend, weinte und schimpfte. Aber sie gab nicht auf. Wir unternahmen einen neuen Versuch. Und endlich, es war am Ostersonntag, dem ersten anständigen Frühlingstag des Jahres, kriegte sie es hin. Wir waren auf einem leeren Parkplatz und bei dem Versuch, ihr zu helfen, den Rhythmus beim Treten zu finden und ihr die Angst zu nehmen, sang ich ihr ein Kinderlied vor, das auch sie gut kannte. Ich bin so unmusikalisch, dass eine Krähe peinlich zu Boden schauen würde, während meine Nichte wirklich Sinn für Musik hat. Sie übernahm und begann selbst zu singen, im Takt mit den Bewegungen ihrer Beine und der Pedale. Und da ging plötzlich alles wie von selbst. Mit einem Mal war es kein Kampf mehr, kein Ackern und Rackern. Sie fand Takt und Rhythmus, ihre Schultern entkrampften, ihr Rücken richtete sich auf und sie vergaß, dass die Stützräder so weit nach oben gebogen waren, dass sie ihr gar keinen Halt mehr gaben. Dann öffnete ihr Gesicht sich zu einem breiten Lächeln. Sie fuhr Fahrrad.

Genau so war mein Alltag. Langwierig, sinnlos, ein immer wiederkehrendes Rackern, Stunde um Stunde, ohne dass ich auch nur ansatzweise besser wurde und ohne dass ich eigentlich verstand, was ich da tat. Und dann, eines Tages, wurde mir bewusst, dass ich sehr wohl wusste, was ich da tat. Ich hatte die Balance gefunden. Den Rhythmus. Ich war frei.

Hallo Löwenzahn!

Du wusstest, was du wolltest, die ganze Zeit.
Sie warfen dich zu Boden,
vergifteten dich,
rissen dich mitsamt der Wurzel aus,
warfen dich auf den Müll,
versiegelten die Fläche, an der du gestanden hattest,
mit Asphalt,
verhöhnten dich und nannten dich wertlos.

Aber du kamst wieder.
Wieder und wieder.
Was wir auch tun, immer stehst du da.
Kühn, aufrecht und freimütig
blickst du lächelnd in die Sonne.

Auf dem Weg zur Arbeit,
an einem ganz normalen Morgen,
bekomme ich sie wieder mit,
all die Todesfälle, überall.

Nachrichten, jede halbe Stunde,
sachlich und ruhig,
Hunderte von Menschen gestorben,

Kinder weinen,
Mütter bluten,
doch kein Grund, seine Stimme zu erheben.

Die Zeitungen sind noch immer schwarz-weiß,
Und auch wenn der Sport
hin und wieder ein bisschen Farbe bekommt,
sind auch diese Nachrichten
ruhig, blutarm und ungefährlich.
Sie geben meinem Knäckebrot keinen Beigeschmack.
All die Schreie so rücksichtsvoll abgedeckt
mit frischer Druckerschwärze
und viel zu vielen Worten.

Warum ist mir dann so seltsam kalt
und leer
und blass ums Herz,
wenn ich im Bus sitze
an diesem ganz normalen Junimorgen?
Geht hier was vor?

Aber dann stehst du da am Straßenrand.
Kühn. Aufrecht. Freimütig.
Hast all unseren Ausrottungsversuchen getrotzt
und bist nicht einmal verbittert und grau.

Du zeigst mir, dass es noch Leben gibt.
Gelb und widerspenstig,
all den grauen Nachrichten zum Trotz,

weißt du, was du willst
und gibst niemals auf.
Du stehst am Straßenrand
und blickst lächelnd in die Sonne.

Als ich krank war, habe ich zu spüren bekommen, dass die Menschen in meinem Umfeld einfach nicht verstehen konnten, dass auch Menschen mit psychischen Leiden physisch krank werden können. Ich habe erlebt, dass sowohl Ohrenschmerzen als auch Sehnenscheidenentzündungen als Wahnvorstellungen und somatoforme Störungen[3] behandelt wurden, aber weder Psychotherapie noch Neuroleptika helfen gegen Mittelohrentzündung. Und es geschah wieder, auch jetzt. Nachdem ich in einem Café ein Brathähnchen gegessen hatte, bekam ich Magenschmerzen und Durchfall und musste mich erbrechen. Die Beschwerden ließen nicht nach, doch da Ostern war, konnte ich meinen Hausarzt nicht erreichen. Wider besseres Wissen ging ich deshalb in die Ambulanz. Dabei wusste ich eigentlich, dass nur eine Diagnose in Frage kam, wenn sie erst meine Krankenakte gelesen hatten. Und ich sollte recht bekommen. Ich war weder traurig noch deprimiert, hatte keine Wahnvorstellungen oder Halluzinationen, sondern lediglich Bauchschmerzen. Trotzdem lautete die Diagnose Schizophrenie, und keine Argumente halfen. Das

3 Anm. des Übersetzers: Als **somatoforme Störungen** werden körperliche Beschwerden bezeichnet, die sich nicht oder nicht hinreichend auf eine organische Erkrankung zurückführen lassen.

deutlichste Anzeichen einer Psychose ist ja gerade, dass es dem Patienten an Einsicht fehlt, so dass es nur ins Bild passte, dass ich die Diagnose des Arztes nicht akzeptierte. Sein Lächeln sagte mir, dass es keinen Sinn machte, mit ihm zu diskutieren, außerdem war ich dazu gar nicht in der richtigen Form. Ich fuhr wieder nach Hause und kümmerte mich nicht um seine Ratschläge, wieder Medikamente zu nehmen und für viel Schlaf und wenig Stress zu sorgen. Stattdessen trank ich Mineralwasser und Apfelsaft, blieb in der Nähe des Badezimmers und hielt die restlichen Ferientage durch, bis ich endlich wieder zu meinem Hausarzt gehen konnte. Er konstatierte eine Infektion durch Salmonellen und begann die passende Behandlung dagegen, wofür ich sehr dankbar war. Ich war wirklich froh, ihn zu haben. Gleichzeitig fühlte ich mich aber auch verletzbar, meine Ohnmacht war mir sehr bewusst. Es nützt nichts, recht zu haben, wenn man sich in einer Position befindet, in der niemand einem Glauben schenkt.

Ich habe die Ambulanz bei späteren Anlässen übrigens noch einmal ausprobiert. Da hatte ich Fieber und eine laufende Nase und bekam sogleich das entsprechende Rezept für Hustensaft und Antibiotika. Sie schrieben mich sogar krank. Niemand sprach von einer somatoformen Störung. Vielleicht weil ich einen anderen Arzt hatte, vielleicht aus Zufall, vielleicht aber auch, weil ich unter Beruf »Psychologin« und nicht »Sozialhilfeempfängerin« angegeben hatte.

Auf dem Weg zurück in die Welt kam es mehrmals vor, dass mich Menschen seltsam oder schlechter behandelt haben, als ich es erwartete. Ich habe Menschen getroffen, die mir Rechte verwehrten, die mir eigentlich zustanden, oder die Informationen von mir anzweifelten, die vollkommen korrekt waren. Die Begründungen für ihre Handlungsweisen waren mehr als fadenscheinig. Und ich habe Situationen erlebt, in denen andere Menschen falsche Schlüsse zogen oder Sachen fragten, die man eigentlich nicht fragt. Häufig hatte ich das Gefühl, dass diese Menschen etwas über meine Vergangenheit wussten und dass all das, was sie sagten oder taten, eine Art Diagnose war, die jedoch niemand laut aussprach. Sie haben nichts gesagt, und ich habe nicht gefragt. Denn auf solche Fragen gab es nicht nur keine guten Antworten, die Frage selbst bestätigte schon, dass ich krank war, paranoid und überempfindlich. Deshalb ließ ich das in der Regel sein. Wenn diese Informationen ganz von allein auf den Tisch kamen, registrierte ich erschreckend häufig, dass ich mit meinen Vermutungen richtig lag. Sie wussten, dass ich früher krank gewesen war, und das allein reichte ihnen schon als Grund, mir nicht zu vertrauen und mir keine Verantwortung zu übertragen oder gar Arbeit zu geben. Das war enttäuschend, ja manchmal verletzend, mitunter aber auch wieder in Ordnung. Schließlich war ich wirklich verrückt gewesen, doch auch die Welt war nicht immer klar im Kopf, so dass es vielleicht gar nicht so viel ausmachte. Ich musste herausfinden, was was war, und dafür musste ich mich gänzlich von der Diagnose als Verständnisrahmen der Wirklichkeit lösen.

Eine der guten Seiten einer Diagnose ist die Tatsache, dass sie einem eine akzeptable Erklärung der Wirklichkeit gibt. Schon 1966 beschrieb Scheff dies in einer Arbeit und nannte es »Die Abstempelungstheorie für psychische Leiden«. Sein Ausgangspunkt ist die gemeinsame Deutung und Definition der Wirklichkeit in einer Gesellschaft oder Kultur und die davon abhängenden sozialen Normen. Dieses allgemein akzeptierte Verständnis der Wirklichkeit kann wahr sein, muss es aber nicht. Es gab eine Zeit in der Geschichte, in der die meisten sich darüber einig waren, dass die Erde flach ist. Auch wenn das nicht stimmte, folgten sie trotzdem den sozialen Normen, um nicht über den Rand hinaus zu segeln. Aber es gibt in jeder Gesellschaft jemanden, der diese Normen bricht und nicht ins Bild passt. Kolumbus segelte um die Welt, und Angstpatienten fürchten sich davor, nach draußen zu gehen, obwohl das gar nicht gefährlich ist. Solche Brüche der Regeln müssen erklärt und gedeutet werden, um Sinn zu ergeben, sowohl für die Person selbst als auch für den Rest der Gesellschaft.

Scheff hat die Theorie entwickelt, dass ein Bruch der sozialen Spielregeln entweder als normale Reaktion auf eine extreme Lebenssituation verstanden werden kann oder als das Symptom einer Krankheit in der Person selbst. Welche Maßnahmen ergriffen werden sollten, um die Situation zu lösen, ist abhängig davon, welche Interpretation man wählt. Wenn es die Person ist, die krank ist, nützt es wenig, die Umgebung zu ändern, aber wenn der Betreffende nur ganz natürlich auf einen schwierigen Alltag reagiert, kann es sehr hilfreich sein, die Rahmenbedingungen ein bisschen lebenswerter zu machen. Wenn ich mich erbreche, weil ich angespannt und paranoid bin, sollte man versuchen, mich zu beruhigen, aber wenn ich mich erbreche, weil ich von Salmonellen angegriffen werde, sollte man die Infektion bekämpfen. Es ist eigentlich nicht so schwer, sich entsprechend der einen oder anderen Erklärung zu verhalten, die Kunst besteht allerdings darin, den Mut zu haben, diesen Unterschied auch zu erkennen.

Es kommt darauf an, das Einfache, das Wesentliche zu fokussieren, sonst sieht man die Situation nicht, weil die Gedanken mit Vorurteilen beschäftigt sind. In gleicher Weise wie der Ambulanzarzt nicht die ganz offensichtlichen Symptome der Lebensmittelvergiftung wahrnahm, weil er eine Psychose erwartete. Das Gefährliche, besonders an schwerwiegenden Diagnosen, ist, dass sie gut dazu geeignet sind, bestimmte Phänomene zu erklären. Dies führt schnell dazu, dass mit ihnen alles Mögliche erklärt wird, darunter auch Dinge, die nicht das Geringste mit dieser Krankheit zu tun haben.

Als mein Behandlungsprozess so weit fortgeschritten war, dass ich endlich erkannte, nicht mehr schizophren zu sein, und mehr von den Zusammenhängen zwischen Ausgangssituation, Person, Wahlmöglichkeiten und Konsequenzen zu verstehen begann, hatte ich für kurze Zeit einen besonderen Hang zu allen Arten von seltsamen, wenig verbreiteten Syndromen. Ich glaubte fest daran, nicht mehr schizophren zu sein, und stellte mir vor, dass irgendein unbekanntes Syndrom meine Handlungen steuerte. Doch schließlich verstand ich, dass ich nicht mehr alles auf die Psychose schieben konnte, früher war das eine gültige, praktische Entschuldigung, aber jetzt griff diese nicht mehr. Wenn man fünf ist, kam man sich damit entschuldigen, dass man die Schilder ja nicht lesen kann, wenn man auf den verbotenen Rasen getreten ist, aber diese Entschuldigung funktioniert irgendwie nicht mehr, wenn man fünfzehn ist. Ich verstand das. Spürte aber auch, wie anstrengend es war, dass ich jetzt wirklich für all mein Handeln und all meine Entscheidungen verantwortlich war, und dass die Ausrede »das ist doch nur passiert, weil ich krank bin« nicht mehr galt. Aber die Fantasien von irgendwelchen unbekannten Syndromen, die mein Handeln bestimmten, waren wirklich nur Fantasien. Und das wusste ich die ganze Zeit über, weshalb diese Gedanken auch recht schnell wieder verschwanden. Denn ich wollte unbedingt die Möglichkeiten nutzen, die sich einem eröffneten, wenn man die Verantwortung annahm. Mit der Zeit lernte ich auch, mir zuzugestehen, Fehler zu begehen und zu ihnen zu stehen. Ich mache Fehler, weil ich ein Mensch bin, und diese Begründung reicht für mich vollkommen aus.

Seitdem ich Psychologin bin, habe ich eine ganze Reihe von Menschen mit ähnlichen Erfahrungen getroffen. Menschen, die früher langwierige und schwere psychische Krankheiten hatten und die jetzt wieder mitten im Berufsleben stehen oder studieren. Einige davon gehen ganz offen mit ihrer Vergangenheit um, andere schweigen darüber, aus Angst vor Vorurteilen und Stigmatisierung. Wir sind alle verschieden, wir haben alle unsere ganz eigene Persönlichkeit und Geschichte, aber eine Sache ist trotzdem gleich. Ich habe Menschen getroffen, die Angst davor haben, dass ihre Umgebung ihnen nicht glaubt, wenn sie sagen, dass sie wieder gesund sind. Und andere, die fürchten, nicht ernst genommen zu werden, wenn sie über irgendein Thema sprechen, weil ihre Meinung als Ausdruck der Krankheit gedeutet wird und nicht als Teil ihrer Persönlichkeit. Und ich bin Menschen begegnet, die Angst davor haben, wieder krank zu werden, und die deshalb das Gefühl haben, immer besser sein zu müssen als alle anderen. Ich erkenne mich in vielem davon wieder, insbesondere, was die Angst angeht, wieder krank zu werden. Nein, ich rede nicht von einem Rückfall in die Psychose, davor habe ich keine Angst. Ich rede von der Angst, mein Studium nicht fortsetzen zu können, weil ich Grippe habe, von der Angst, eine Aufgabe falsch zu verstehen oder schlecht gelaunt, mürrisch und humorlos zu sein. Von der Angst zu scheitern, müde und überarbeitet zu sein, oder einfach nur den endlosen Novemberregen sattzuhaben. Wobei der Regen als solches gar nicht das Problem ist, sondern die Interpretation meiner schlechten Laune.

»Kein Wunder, dass sie müde aussieht, sie hat ja diese angeborene Verletzbarkeit.« »Das war dann wohl doch ein bisschen viel für sie.« Mittlerweile sind diese Kommentare verstummt, ich bin sicherer geworden, ich weiß, wer ich bin, und kümmere mich weniger um die Meinungen der anderen. Ich weiß, dass sie sich irren, und kann gut damit leben. Aber anfangs war das verdammt schwer. Ich habe mich oft gefragt, warum Menschen, die früher einmal krank waren, immer doppelt so gesund wie alle anderen sein müssen, doppelt so nett, doppelt so effektiv. Denn ich sah ja, dass Kommilitonen, Nachbarn oder Arbeitskollegen auch mal müde und schlecht gelaunt waren, und das, obwohl bei ihnen ja eigentlich alles in Ordnung war. Die Menschen in ihrem Umfeld waren deswegen vielleicht genervt, aber in der Regel gab es ziemlich rasch eine brauchbare Erklärung. »Er hat in der letzten Zeit viel gearbeitet«, hieß es, oder: »Dieses Wetter kann wirklich jedem von uns aufs Gemüt schlagen.« Ich habe nie gehört, dass jemand spekuliert hätte, das Verhalten des Betreffenden könne vielleicht ein Indiz für den Beginn eines ernsten psychischen Leidens sein. Nein, das war sicher nur das Wetter. Aber auch in meiner Welt gibt es Wetter, und eine durchlebte Psychose ist keine Schutzimpfung gegen das Aufstehen an einem Montagmorgen oder das ewige Schneeschippen.

Es wird manchmal gesagt, dass wir erst dann die volle Gleichberechtigung erreicht haben, wenn auch inkompetente, faule und unfähige Frauen Chefpositionen einnehmen können, und ich stütze diese Meinung. Die vollkommene Integration und Akzeptanz psychischer Leiden gelingt uns erst, wenn Menschen mit akuten oder früheren Erkrankungen das Recht zugestanden wird, genauso faul, kleinlich, misslaunig und humorlos zu sein wie alle anderen, ohne dass das gleich im Zusammenhang mit ihrer Krankheit gedeutet wird. Die Menschen *sind* nicht ihre Krankheit, sie *haben* eine Krankheit. Wie jemand erscheint, ist immer ein Resultat der Kombination Person, Situation – und Krankheit. Manchmal sagen wir Sätze wie: »Er ist so schwer zu integrieren, die Krankheit macht ihn so arrogant«, oder: »Aufgrund ihrer Unselbstständigkeit hat sie einfach Schwierigkeiten zu funktionieren.« In manchen Fällen mögen das vollkommen zutreffende Einschätzungen sein, in anderen Situationen aber sind es bloß miese Entschuldigungen. Nicht alle negativen – oder positiven – Eigenschaften einer Person müssen etwas mit ihrer Krankheit zu tun haben. Es gibt schließlich auch eine ganze Reihe von Menschen ohne medizinische Diagnosen, die sich unangenehm aufführen, aber trotzdem einen ganz normalen Job haben. Es ist leicht, nette, arbeitssame, intelligente Menschen zu integrieren und zu akzeptieren, die so gut sozialisiert sind, dass sie niemanden mit ihren ausgestandenen oder noch immer aktuellen Krankheiten behelligen. Aber solche Glanzbilder sind selten. Vollen Respekt erhalten wir nur, wenn wir einander als Menschen in unserer Gesamtheit akzeptieren. Wenn die Umgebung an die Situation denkt und nicht an die Krankheit, und wenn es uns, die wir alle unsere Stempelabdrücke mit uns tragen, egal ist, was die anderen Menschen denken, und wir es endlich wagen, ganz normal zu sein. Erst dann kommen wir weiter, denn es geht nie nur darum, von »den anderen« akzeptiert zu werden. Genauso wichtig ist es, sich selbst zu akzeptieren und anzuerkennen, dass das Leben sich verändert.

Einmal fand ich, als ich durch alte Unterlagen blätterte, einen kleinen, zusammengeknüllten Zettel. »Für Arnhild in zehn Jahren, von Arnhild« stand darauf. Die zehn Jahre waren längst vorüber, und ich hatte diesen Zettel komplett vergessen, doch jetzt las ich ihn. Es standen nur ein paar einfache Fragen darauf. »Hast du Hunger?« las ich. »Bist du voller Wunden? Brüllen die Stimmen den ganzen Tag? Hat man dich eingesperrt? Wirst du immer wieder an den Armen über den Flur gezerrt?« Und so weiter. Eine ganze Reihe von Fragen, bis zur finalen Schlussfolgerung: »Lautet die Antwort *nein*, kannst du all das ablegen, worüber du dich ärgerst, und glücklich sein über das, was du vergessen hast.« Ich musste lächeln, denn die Patientin ohne Einsicht hatte mit großer Treffsicherheit den Menschen beschrieben, der ich jetzt war. Natürlich hatte ich vergessen. Die Fakten sind da, und ich erinnere mich an meine Geschichte, aber ich bin weitergegangen und kann mich jetzt auch über die kleinen Dinge ärgern. Genauso wie ich mich über sie freuen kann, und ich bin wirklich wahnsinnig und dauerhaft glücklich über eine Unmenge von Selbstverständlichkeiten, etwa dass ich ein eigenes Haus habe, eine eigene Küche, Freunde, ein Auto, einen Job und dass ich jeden Tag aufstehen kann. Andererseits kann ich auch Selbstverständlichkeiten akzeptieren und annehmen und mir selbst zugestehen, mich über Kleinigkeiten zu ärgern. Das ist ein Riesenschritt, denn ich bin so lange krank gewesen, dass ich das ständige Kämpfen wirklich gewohnt war. Ich war eine Kriegerin, doch jetzt ist der Krieg vorbei, nur wusste ich nicht gleich, wie ich mit dem Frieden umgehen sollte. In der Bibel steht, dass man Schwerter zu Pflugscharen machen soll, und das ist ein wichtiger therapeutischer Prozess. Es ist ganz einfach zu anstrengend, jeden Tag in der Kriegszone zu leben. All die Kleinigkeiten zu übersehen, weil Ausnahmezustand herrscht, und die Freude auf später zu verschieben, weil der Krieg keinen Platz lässt für Freude. Ein Teil der Aufgabe, ein ganz normales Leben zu leben, bestand für mich darin, vollkommen zu entspannen. Ich musste die Waffen niederlegen und Platz für das Glück schaffen.

Ich erinnere mich an die erste Stunde im Vorbereitungs-Seminar zum Psychologiestudium. Es gab eine wirklich harte Konkurrenz um die wenigen Studienplätze, aber das war noch nicht alles. Es gab so viele spannende Menschen, die man kennenlernen konnte, so viel zu lernen, so viele Veranstaltungen und eben meinen Traum, dessen Verwirklichung nun zum Greifen nah war. Und ich erinnere mich an den

Morgen, an dem ich die Nachricht erhielt, dass ich wirklich einen Studienplatz in meinem Traumfach bekommen hatte. Ich war allein in meiner Wohnung, und als ich endlich damit aufgehört hatte, vor Freude wild herumzuspringen, lief ich in die Küche und servierte meiner Hündin eine ganze Leberwurst. Ich hatte so viel Freude in mir, dass ich sie einfach teilen musste, und so konnte ich ihr am einfachsten zeigen, dass sie sich mit mir freuen sollte. Diese Handlung war echt und spontan, kam von ganzem Herzen und hielt tatsächlich eine Weile an. Doch in der Woche danach kam die Leere. Denn wohin soll der Weg führen, wenn man sein Ziel erreicht hat? Und wie soll man die Freude festhalten, wenn man es gewohnt ist, mit Wölfen zu kämpfen?

Ich gab mir alle Mühe, mit der Freude klarzukommen, und fand Stütze und Trost in Büchern. In den großen klassischen Meisterwerken, aber auch in kleinen einfachen Texten. Ich las *Marens kleine Eule* von Finn Havrevold und lachte voller Widererkennen über die arme Frau Monsen, die die Katastrophen so gewohnt ist, dass sie bei jeder neuen Krise zu singen beginnt. Sie ist wirklich durch kein Unglück aus der Bahn zu werfen, sondern singt einfach immer lauter und fröhlicher. Bis die Familie schließlich im Lotto gewinnt. Da beginnt sie zu weinen, so dass ihre Familie sie trösten und sie daran erinnern muss, dass sie den Gewinn ja nicht abzuholen brauchen. Sie könnten ja das Los verlieren. Und das tun sie dann auch, wenn auch nicht wirklich mit Absicht. Stattdessen finden sie einen versteckten Schatz, und Frau Monsen lernt ihren glücklichen Überfluss in ihr Leben zu integrieren. Sie sortiert all das Geld, das die Familie bekommt, in vielen Stapeln, die sie überall im Raum verteilt: auf dem Sofa, dem Tisch, auf dem Boden, wo immer sie Lust dazu hat. Sie häuft einen Stapel für jede Anschaffung und jeden Wunsch. Auf die exakt gleiche Weise hat sie früher auch ihr beschränktes Einkommen verwaltet. Auch ich lernte, mit meiner neu gewonnenen Freude so umzugehen, dass sie zu meiner Persönlichkeit passte. Ich musste nichts vollkommen Neues erschaffen, mir reichte vollkommen, was ich hatte, ich musste es nur ein bisschen justieren.

Vor einiger Zeit habe ich eine Frau getroffen, die als Schwester auf einer Station gearbeitet hat, auf der ich längere Zeit verbracht hatte. Sie begrüßte mich, fragte, ob ich sie wiedererkennen würde, und sagte dann ganz spontan, ich sei ja genau wie immer. Mich wunderte das, denn in dieser Zeit war ich wirklich sehr krank gewesen. Ich glaubte eigentlich, mich sehr stark geändert zu haben, aber als wir eine Weile miteinander geredet hatten, erkannte ich, dass sie recht hatte. Die Situation hat sich verändert, ich bin gewachsen und stehe nicht mehr unter dem Einfluss der Krankheit, aber abgesehen davon bin ich dieselbe wie früher. Ich habe noch immer meine große Klappe und bin zerstreut wie eh und je, ich lache noch immer mehr als üblich und liebe Farben und Leben. Ein ungeschliffener Diamant hört nicht auf, ein Diamant zu sein, wenn er geschliffen wird. Ein Diamant ist ein Diamant, weil er aus reinem Karbon mit einer ganz bestimmten Molekularstruktur besteht. Und diese Struktur ändert sich nicht, ob der Stein nun irgendwo im Fels steckt oder auf einem Ring platziert worden ist. Das Aussehen ändert sich, das Umfeld, nicht aber die Struktur. Und ein erfahrener Edelsteinschleifer weiß, wie gerade dieser Stein geschliffen werden muss, um die Unreinheiten zu verlieren und seine ganze Schönheit zu entfalten. Entfernt er zu wenig, wird der Glanz durch Unebenheiten und Fehler beeinträchtigt, entfernt er zu viel, reduziert sich der Wert unnötig. Man muss wissen, was man hinter sich lassen kann und was man besser bewahren sollte.

Anfangs dachte ich, dass ich sehr vernünftig sein müsste. Ich hatte Angst davor, irgendeinen Unsinn zu machen, besonders in der Öffentlichkeit, schließlich konnte es ja gut sein, dass jemand das als »krank« einstufte. Ich hatte Angst davor, zu zeigen, dass ich verletzt war, denn ich wollte nicht für verletzbar gehalten werden, und ich hatte Angst davor, meine Rührung über irgendetwas zu zeigen, um nicht instabil zu wirken. Zum Glück hielt diese Phase nicht lange an. Schließlich ist nichts Falsches daran, lebhaft und emotional zu sein. Die Welt ist ein sehr spannender Ort, und da wäre es doch dumm, sich nicht zu engagieren.

Der Friedensnobelpreisträger Elie Wiesel hat einmal gesagt, das Gegenteil der Liebe sei nicht der Hass, sondern die Gleichgültigkeit. Dann sind das Engagement und der Eifer ja vielleicht so etwas wie die Freunde der Liebe. Manchmal beneide ich meine Hündin, weil sie in ihrer Freude so absolut ist. Sage ich: »Gehen wir raus?«, antwortet sie nicht ruhig und vernünftig: »Hm, sicher keine schlechte Idee, ein bisschen raus zu gehen. Das Wetter ist schön, und Bewegung soll ja gesund sein.« Sie springt aus ihrem Körbchen auf, schüttelt sich wild, rennt auf mich zu und versucht mir das Gesicht zu lecken, ehe sie in den Flur rast und dann ins Wohnzimmer und wieder zurück zu mir, um zu sehen, wo ich denn bleibe.

Die ganze Zeit über winselt sie vor Freude und wedelt wild mit dem Schwanz. Nicht gerade erpicht darauf, ihre Würde zu bewahren. Nicht gerade ausgeglichen und vernünftig. Aber voller Freude.

Und wenn ich sie dabei ertappe, den Mülleimer auf der Suche nach Essensresten umzuschmeißen, ist sie in ihrer Scham ebenso absolut. Ich brauche nicht ein Wort zu sagen, es reicht, dass ich sie ansehe, damit sie still und mit eingezogenem Schwanz und hängenden Ohren in ihr Körbchen trottet. Sie denkt in dieser Situation nicht einmal daran, sich zusammenzureißen oder darüber nachzudenken, welche Konsequenzen es haben könnte, ihre Schuld einzugestehen. Keine Verteidigung, keine Erklärung, keine Entschuldigung. Nur Traurigkeit.

Sie lebt in dieser Welt. Und sie lässt diese Welt an sich heran. Sie reagiert auf sie. Mit ganzem Herzen, aufrichtig und wahr. Sie kann nicht so viel, sie ist ja nur eine Hündin. Aber sie ist mit ganzer Seele Hündin. Von der Schnauzenspitze bis zum Schwanz. Alles, was da sein sollte, ist auch da. Und etwas Unnötiges, etwas, das nicht dazugehört, gibt es nicht. Vollkommener kann es nicht sein.

Das Wichtige

Das Wichtige ist nicht, nie zu fallen.
Das Wichtige ist, immer wieder aufzustehen.

Das Wichtige ist nicht, nie verletzt zu werden.
Das Wichtige ist, zu überleben.

Das Wichtige ist nicht, nie verlassen zu werden.
Das Wichtige ist, geliebt worden zu sein.

Das Wichtige ist nicht, nie zu weinen.
Das Wichtige ist, nie zu vergessen, wie man lacht.

Es war Sommer, es war warm, und ich wohnte in einem Pflegeheim. Ich wohnte schon lange dort, war ziemlich abgefüllt mit Medikamenten und müde und gezeichnet von Krankheit und Behandlung. Meine Gedanken waren langsam und schwerfällig. Es war während des Schichtwechsels, das Personal hatte sich zur Übergabe im Schwesternzimmer zusammengefunden, viele Patienten waren in den Ferien und einige machten ihren Mittagsschlaf. Ich saß im Gemeinschaftsraum, ohne irgendwie etwas anderes zu tun, als bloß dort zu sitzen. Wir waren zu zweit, eine Frau vom Personal war bei mir geblieben, aber wir redeten nicht viel, wechselten bloß hin und wieder ein paar Worte über Wind und Wetter. Sie las Zeitung und kümmerte sich um ihre eigenen Dinge. Es war friedlich, still und gut. Und plötzlich wurde mir bewusst, dass ich jetzt vielleicht Hilfe bei einem Problem bekommen könnte, das mich schon lange quälte. Seit einiger Zeit schoss mir nämlich immer wieder Milch in die Brust. Das war quälend und so unangenehm, dass ich es nicht gewagt hatte, dem älteren Arzt, der einmal wöchentlich auf die Station kam, etwas davon zu sagen. Aber jetzt, an diesem friedlichen warmen Nachmittag erschien es mir richtig, dieses Thema anzusprechen. Trotzdem versicherte ich mich gleich zwei Mal, bevor ich das Thema ansprach, dass ich die Situation richtig einschätzte, schließlich erlebte ich immer wieder, wie wenig verlässlich mein Kopf war. Deshalb fragte ich sie: »Sie sind doch Ärztin, oder?« Ich erinnere mich noch heute an ihren Blick. Die Verwirrung, die Kälte und die Verachtung. Nein, sie war keine Ärztin, sie putzte hier auf der Station, ob ich das denn noch nicht mitbekommen hätte? Ich hatte es nicht. Ich schämte mich für meine Dummheit und war traurig, weil ich mein Ziel nicht erreicht hatte, und ich bekam Angst, weil ich wieder einmal nicht kapiert hatte, was ich hätte kapieren sollen. Ich saß eine Weile still da und versuchte verzweifelt, Worte zu finden, um aus dem Schlamassel rauszukommen, in dem ich gelandet war, aber dafür gab es keine Worte. Als die Stille zu anstrengend wurde, entschied ich mich für die grundlegendste aller Verteidigungsformen – ich flüchtete in mein Zimmer.

Ich erinnere mich ganz genau an die Situation und spüre noch heute die Scham, die Angst, die Verzweiflung, wenn ich das Ganze jetzt auch wesentlich objektiver sehen kann. Denn als Psychologin habe ich häufig ähnliche Situationen erlebt: Ein schwer kranker Patienten, der im Gemeinschaftsraum sitzt und redet und plötzlich, vollkommen überraschend und ansatzlos, eine komplett unlogische, unpassende Frage stellt, nach der er noch einen Moment sitzen bleibt, ehe er – ebenso unmotiviert – einfach ohne jede Erklärung geht. Kranke Menschen tun so etwas, und wir akzeptieren das, weil wir wissen, dass die Krankheit die Menschen dazu bringen kann, vollkommen losgelöst Dinge zu tun, die jeglicher Logik entbehren. Aber an jenem Sommertag war ich selbst Patientin, und deshalb weiß ich, dass die Frage alles andere als unlogisch war und durchaus in Zusammenhang mit der Situation stand, auch wenn dieser nicht so leicht zu erkennen war.

Die Frage war dumm, aber nicht so dumm, wie sie der Putzfrau erschien. Was es einem so schwer macht, wenn man psychotisch ist, ist die Tatsache, dass der Kopf einen häufig im Stich lässt. Sind wir in Schwierigkeiten, vertrauen wir in der Regel darauf, dass unsere Vernunft, unsere Kommunikationsfähigkeit und unser Allgemeinwissen uns schon aus der Patsche helfen werden. Doch als ich psychotisch war, war es mein Kopf, der die Probleme machte, so dass die gewohnten Strategien mir nicht mehr so einfach zur Verfügung standen. Wahnvorstellungen, Gedankenchaos, Halluzinationen und Sinnesstörungen machten die Welt zu einem wilden, beängstigenden Durcheinander. Damit verschwanden häufig auch die komplexeren Strategien, und es blieben nur noch die ganz einfachen.

So gab es auch für den Vorfall an diesem Nachmittag eine simple Erklärung. Die Putzfrau hatte eine Tochter, die als Aushilfe auf der Station gearbeitet hatte, und dieses Mädchen sah einer meiner früheren Ärztinnen sehr ähnlich. Mein Kopf hatte daraus eine Verbindung abgeleitet, die mir – zu diesem Zeitpunkt – vernünftig erschien.

Ein und die selbe Situation. Zwei vollkommen unterschiedliche Bilder. Das eine von einer kranken Patientin, die unlogische, sinnlose Sachen macht, eben weil sie krank ist. Das andere von einem verwirrten Mädchen, das Hilfe bei einem Problem sucht, dem es aber schwerfällt, bestimmte Sachen zu verstehen, und das sich überdies nicht wirklich verständlich ausdrücken kann. Beide Bilder sind gleichermaßen wahr, aber sie sind nicht gleich nützlich. Wir wissen, dass Menschen mit Psychosen Schwierigkeiten haben können, logisch zu denken. Auch die Kategorisierung und die Sinneseindrücke trügen manchmal. Gerade diese Information nutzt die Medizin aber, um damit all das zu erklären, was einem akzeptierten Verhalten widerspricht. Wir vergessen nur allzu leicht, dieses Wissen auch zu nutzen, um mehr davon zu verstehen, was da eigentlich vor sich geht, und daran zu denken, dass auch die Ausdrucksformen durch die Krankheit beeinflusst sind und wir uns deshalb besonders anstrengen müssen, wenn wir den Inhalt der Äußerungen verstehen wollen. Ich erinnere mich noch, dass ich etwas später an diesem Tag hörte, wie die Putzfrau zu einer der Schwestern sagte: »Arnhild hat gefragt, ob ich Ärztin bin. Ich wusste ja gar nicht, dass sie so verwirrt ist.« Die Verwirrung war eigentlich weder neu noch unerwartet, die Diagnose chronische Schizophrenie stand schließlich in all meinen Papieren. Die neue Information war lediglich, dass ich nach einer Ärztin gefragt hatte. Aber niemand kam daraufhin auf die Idee, mich zu fragen, warum ich das getan hatte oder wieso ich mit einer Ärztin hatte sprechen wollen. Sie konzentrierten sich auf die Form, die bestätigte, was sie bereits wussten, nämlich dass ich krank war, die Botschaft als solche vergaßen sie. Es ist so leicht, sich vom Äußerlichen blenden zu lassen, dabei ist es ganz und gar nicht zentral, wie etwas gesagt wird – das Wichtige ist der Inhalt.

* * *

Als ich zum ersten Mal eingewiesen wurde, war ich siebzehn Jahre alt. Ich landete auf der geschlossenen Abteilung der psychiatrischen Ambulanz eines Krankenhauses, das chronisch unterfinanziert war und zu wenig Personal hatte. Die äußeren Umstände ließen nichts Gutes erwarten. Trotzdem ging es mir während dieses stationären Aufenthalts nicht schlecht. Einige Zeit später wurde ich in eine andere Einrichtung verlegt und kam auf eine kleine, großzügig ausgestattete Station. An diesem Ort gab es während der meisten Tagesschichten mehr Personal als Patienten. Überall liefen Ergotherapeuten, Psychologen, Ärzte und Sozialpädagogen herum, jeder Patient hatte ein Einzelzimmer, so dass die optimale Grundvoraussetzung für eine langfristige Behandlung gegeben war. Alle Bedingungen für eine gute Behandlung waren allem Anschein nach gegeben, aber trotzdem war es kein Erfolg. Auf dieser Station ging es mir gar nicht gut. Ich habe mich seither oft gefragt, warum das so war. Der Mangel an Ressourcen innerhalb der Psychiatrie ist eine bekannte Tatsache, und ich glaube fest daran, dass ein Teil der Probleme nur gelöst werden kann, wenn die Ressourcen, die es heute gibt, ausgeweitet und sinnvoll verteilt werden. Geld ist wichtig, das wissen alle, die einmal mit zu wenig auskommen mussten, aber Geld allein reicht niemals aus. Es ist natürlich wichtig, welche Ressourcen und Möglichkeiten man hat, aber es wird immer noch wichtiger sein, wie die Ressourcen, die man hat, de facto zum Einsatz kommen. Wo setzt man Prioritäten, wie tut man das und wer wird prioritär behandelt? Worauf legen wir unser Hauptaugenmerk? Erst das sagt etwas darüber aus, wo wir die Schwerpunkte setzen, welchen Wertvorstellungen wir folgen und was wir für wesentlich halten.

Auf der ersten Station war ich wichtig für die Ärztin, die

mich behandelte. Durch ihre Taten zeigte sie mir, dass ihr mein Wohlergehen nicht egal war. Sie berührte mich vorsichtig und zeigte mir damit, dass ich wertvoll war, wie man auch ein Kristallglas mit dünnem Stiel anders spült als den restlichen Abwasch. Sie hörte mir zu und zog ihre Konsequenzen, auch wenn ich dumme Dinge sagte, wie zum Beispiel, dass mir das Spazierengehen im Regen fehlte. Das zeigte mir, dass sie mich für wichtig hielt, denn man hört genauer hin, wenn man mit jemandem spricht, der einem etwas bedeutet, als wenn man sich zufällig mit einem Busfahrer unterhält. Im Gegenzug erwartete sie von mir, dass ich morgens aufstand, auch wenn ich eine harte Nacht hatte. Ich konnte daraus ableiten, dass sie mich respektierte, denn vom Chef erwartet man mehr als von einem gewöhnlichen Arbeiter.

In der nächsten Einrichtung und auch in denen danach gab es genug Menschen, die immer wieder beteuerten, wie viel ich wert sei. Aber wenn ich unruhig war, packten sie mich hart an, warfen mich zu Boden und zerrten mich wie einen Abfallsack über den Flur. So behandelt man jemanden, auf den man wütend ist oder den man strafen will. Für sie war es nicht wichtig, was ich wollte oder mir wünschte, sie hörten auch nicht besonders oft zu, wenn ich etwas sagte, veilmehr legte man dort Wert auf Gehorsamkeit. An diesem Ort wurden mir keine Schmerzen erspart, auch dann nicht, wenn allen klar war, dass das gar nicht so schwer gewesen wäre. Was nützte es da, dass sie immer wieder meinen Wert beteuerten? Für mich war klar, dass das eine blanke Lüge war. Und ich reagierte, indem ich genau das tat, was sie taten: Ich behandelte mich so, wie man jemanden behandelt, der nichts wert ist.

Meine erste Ärztin ging so mit mir um, als wäre jeder Tag, jeder Augenblick von ganz besonderer Bedeutung. Sie ließ mich nach draußen in den Regen gehen, wenn ich mir das wünschte, nicht weil ich dadurch gesund werden würde, sondern weil mir das den Nachmittag versüßen konnte. Sie begleitete mich zu Terminen, vor denen mir graute, nicht weil das aus ärztlicher Sicht ratsam war, sondern weil ich dann weniger Angst hatte, wenn es so weit war. Natürlich würde die Angst auch ohne sie irgendwann vorübergehen, aber erst viel später. Einmal, ich hatte eine schrecklich unruhige Nacht, war sie die ganze Zeit bei mir. Nicht weil ich ohne einen Arzt an meiner Seite gestorben wäre, sondern weil es weniger wehtat, wenn sie da war, als wenn man mich im Bett fixiert hätte.

Auch andere behandelten meine Tage als wären sie wertvoll, ja als hätten sie wirklich einen Sinn. Laura tat das, indem sie jeden Morgen bei mir am Pflegeheimbett saß. Nicht weil sie glaubte, ich könne irgendwann einmal gesund werden – im Gegenteil, sie zeigte mir immer, dass sie das für sehr unwahrscheinlich hielt – sondern einfach um mir ruhigere Morgen zu schenken. Und die Nachtschwester, die sich anbot, mit mir und Teddy zu frühstücken. Nicht um mich zu heilen, sondern um mir ein bisschen Freundlichkeit zu schenken. Jeder für sich gaben sie meinen sinnlosen Tagen und Stunden einen Wert, und mit der Zeit gaben sie damit auch meinem Leben wieder einen Sinn. Denn das Leben besteht aus Augenblicken.

Halvdan Sivertsen hat ein Lied geschrieben, in dem es darum geht, einen Weg noch einmal zu gehen, und wenn ich dieses Lied höre, frage ich mich immer, ob ich bereit wäre und die Kraft hätte, meine Lebensreise noch einmal zu machen. Die Antwort liegt auf der Hand und lautet nein. Meine Reise war einfach zu schmerzhaft, zu beladen mit Demütigungen, Schmerzen und Chaos, als dass es Sinn machen würde, all das noch einmal zu erleben. Außerdem ist die Frage vollkommen hypothetisch. Aber wenn ich darüber nachdenke, sehe ich ein, dass ich vielleicht trotzdem dazu bereit wäre, aber nur unter einer Bedingung: Auch das Ergebnis müsste Bestandteil dieser Reise sein. Ich müsste die ganze Zeit über wissen, wie es ausgehen wird, wissen, wer ich jetzt bin. Dann würde ich es schaffen. Vollkommen unmöglich wäre es mir hingegen, noch einmal ein Leben so vollständig ohne Hoffnung zu leben.

Andererseits würde die Reise mit dieser Gewissheit natürlich vollkommen anders verlaufen. Hätte ich die ganze Zeit über mit Kopf und Herz gewusst, dass die anderen Unrecht haben mit ihrer Meinung, dass ich niemals wieder gesund werden würde, wäre meine Hoffnungslosigkeit niemals so stark gewesen. Hätte ich gewusst, dass ich irgendwann das Leben leben würde, das ich jetzt lebe, hätte ich mir niemals überlegt, mir das Leben zu nehmen. Die Schmerzen wären natürlich gleich stark gewesen, aber ich hätte sie ertragen können, wie eine Gebärende die Schmerzen erträgt, weil sie weiß, dass sie bald ihr Kind in den Armen halten wird. Hätte ich gewusst, dass ich einmal lernen, leben und glücklich sein würde, dass ich gebraucht würde und die Möglichkeit hätte, vernünftige und wesentliche Dinge für andere Menschen zu tun, hätten die Demütigungen mich nicht so verletzt und so wütend gemacht. Vielleicht wären dann auch meine Trotzreaktionen nicht so krass ausgefallen, vielleicht hätte ich innerlich sogar lächeln können, in der stillen Gewissheit, dass die anderen die Dummen waren und sie das sicher eines Tages noch bereuen würden. Aber all das wusste ich nicht. Das tun wir nie. Wir müssen einfach leben.

Und wenn wir unsere Leben leben, richten wir uns selten nur nach dem, was ist, sondern oft auch nach dem, was wir erwarten. Die meisten Menschen sind sich darin einig, dass Kinder mit besonderer Fürsorge und Rücksicht behandelt werden müssen, dass sie Anspruch haben auf speziellen Schutz und wir ihnen die Möglichkeiten geben müssen, sich zu entwickeln. Und das nicht nur, weil Kinder verletzbar sind, denn das gilt auch für andere, zum Beispiel Alte, Kranke, Behinderte oder sonst irgendwie am Rande der Gesellschaft Stehende, die nicht die gleichen Möglichkeiten und den gleichen Schutz bekommen. Kinder sind etwas Spezielles, denn Kinder sind unsere Zukunft. Deswegen sind sie wichtig, aber auch, weil sie der Inbegriff von Hoffnung sind. Wir wissen, dass das, was wir den Kindern heute geben – sei es nun gut oder schlecht –, Einfluss darauf haben wird, was wir morgen zurückerhalten. Und behandeln wir Kinder mit besonderer Rücksicht, geschieht dies nicht nur aus Respekt vor dem, was sie sind, sondern auch aus Respekt vor der Zukunft.

Alain Topors Versuchspersonen haben die Bedeutung hervorgehoben, die es für sie hatte, ausgewählt und als wertvoll erachtet zu werden. Ihrer Meinung nach hat ihnen das sehr geholfen, gesund zu werden. Ich bin ganz ihrer Meinung. Auch für mich war es ungeheuer wichtig, dass jemand an mich glaubte. Zeitweise waren es mehrere Menschen, die positive Möglichkeit sahen, dann wieder glaubte nur meine Familie an mich. Sie behandelte mich immer so, als gäbe es Hoffnung, als existierte auch für mich noch ein Weg, als wäre ich ein wertvoller Mensch. Und das vermittelte auch mir das Gefühl von Hoffnung: Auch ich hatte eine Zukunft, auch ich war wichtig.

Aber es ist erschreckend, wie eng die verschiedenen Möglichkeiten beieinander liegen. Ich weiß, wie leicht alles ganz anders hätte ausgehen können. Ich weiß, wie nah am Abgrund ich mich befand und wie hoch die Wahrscheinlichkeit ist, dass diese Möglichkeiten an mir vorübergegangen wären oder sich gar nicht erst ergeben hätten. Dann wäre mein Leben heute nicht so, wie es jetzt ist, auch wenn ich noch immer Arnhild wäre. Und ich bestehe darauf, dass ich dann genauso wertvoll wäre wie ich es jetzt bin, nicht mehr und nicht weniger. Denn ich bin dieselbe Person.

Wir behandeln einander viel zu oft so, als wäre unser Wert von unserem Potenzial oder unserer Leistung abhängig, und vergessen dabei, dass dieser Wert nichts damit zu tun hat, was aus uns werden kann oder was wir geleistet haben. Wir haben Wert, weil wir existieren. Vergessen wir das, wird das Leben nicht nur für all die, die nie gesehen werden, zur Hölle, sondern auch für jene, die selber nicht zu sehen in der Lage sind. Es ist nicht nötig, vollkommen gesund zu sein, um viel geben zu können, manchmal reicht es schon aus, dass man die Möglichkeit bekommt, einen kleinen Beitrag zu leisten. Die Goldgräber in vergangenen Zeiten erwarteten nie, dass alles, was sie schürften, pures Gold sein würde. Sie waren bereit, für jedes Gramm Gold Unmengen von Sand zu waschen, und sie dachten nie, dass es sinnlos sei. Denn es ist nicht sinnlos.

Auf einer Station war ich zusammen mit einem jungen Mädchen, das wirklich sehr krank war. Siv flatterte über die Flure, offensichtlich manisch, mit Hautcreme in den Haaren und einer Bekleidung, die man bestenfalls als originell bezeichnen konnte. Sie redete schnell, unzusammenhängend und chaotisch über Dinge, die kaum jemand verstand. Häufig musste sie abgeschirmt werden, und sie saß so gut wie nie auch nur zwei Minuten ruhig da. Sie war einer der am schwersten kranken Menschen auf der Station und brauchte viel Hilfe, um überhaupt irgendwie über den Tag zu kommen. Eine akute manische Phase, sehr psychotisch.

Ich weiß nicht mehr genau, was an jenem Abend geschehen war, ich glaube, es hatte irgendein Problem mit einem der anderen Patienten gegeben. Ich hatte Angst bekommen und mich unter dem Sofa versteckt. Ich hatte irgendwie dichtgemacht und wagte es nicht, hervorzukommen. Das Personal diskutierte, was zu tun wäre, sie konnten mich ja nicht einfach unter dem Sofa im Gemeinschaftsraum liegen lassen, wollten mich aber auch nicht mit Macht darunter hervorziehen. Sie wollten mir wirklich gerne helfen, fanden aber keine praktikable Lösung. Und während sie noch diskutierten und mir mit ihren kalten, sachlichen Worten die Demütigung tief in meine Seele ritzten, flatterte Siv in mein Zimmer, holte meinen Teddy und war gleich darauf wieder im Gemeinschaftsraum. Sie legte Teddy sorgsam etwa einen halben Meter vom Sofa entfernt auf den Boden, sagte freundlich: »Hier kommt König Olav, du musst aber daran denken, deine Uhr zu stellen«, und schwirrte weiter. Genauso krank, genauso verwirrt, genauso gefangen in ihrer eigenen Welt wie immer. Es hieß, Siv habe keinen Kontakt zur Wirklichkeit, aber trotzdem war sie die Einzige, die eine Lösung fand. Ich krabbelte mit plötzlicher Zuversicht wieder unter dem Sofa hervor, angespornt von der Sicherheit, die der Teddy mir gab, der außerhalb meiner Reichweite lag, und verschwand in meinem Zimmer, um mich dort auszuruhen. Siv war außerstande, Ruhe zu finden, sie flatterte weiter über die Station. Sie war so krank, wie man es nur sein kann, war vollkommen abhängig von Hilfe und hatte trotzdem etwas zu geben.

»Das Wichtige ist nicht, niemals zu fallen.« Ich schrieb diese Zeilen, als ich das erste Mal eingewiesen wurde, vor einem halben Leben. Ich hatte alles verloren, das für mich von Bedeutung war. Ich war siebzehn Jahre alt, und sie hatten mir mitgeteilt, dass ich an einer chronischen Geisteskrankheit leide und dass ich jegliche Hoffnung auf eine Ausbildung, eine Zukunft und ein normales Leben vergessen könne. Ich war auf einer geschlossenen Abteilung, hatte meine Selbstachtung und Freiheit verloren, war von der Polizei abgeholt, war gedemütigt und erniedrigt worden. Trotzdem machte ich weiter: »Das Wichtige ist, immer wieder aufzustehen.«

Meine Haut war voller Wunden und meine Seele weichgeklopft. Mein Körper schmerzte, meine Gedanken, mein Herz, aber ich wusste trotzdem, dass es nicht das Wichtigste ist, nicht verletzt zu werden. Das Wichtige ist zu überleben.

Sie verlegten mich von der Station, wo ich mich sicher gefühlt hatte, von der Station, die nicht weit von zu Hause entfernt war, von meiner Schule, meiner Familie – und die Menschen, denen ich vertraute, hatten das nicht verhindern können. Das tat weh, und diesen Schmerz konnte ich nicht verbergen. Aber das Wichtige ist nicht, nie verlassen zu werden. Das Wichtige ist, geliebt worden zu sein.

Ich habe jeden Tag geweint und bekam von all den Tränen Ausschlag im Gesicht. Ich sah keine Hoffnung, alles war schwarz, alles war Schmerz. Aber ich wusste, dass die Tränen nicht wichtig waren. Wichtig war es, nie zu vergessen, wie man lacht. Und selbst damals lachte ich ab und zu.

Jetzt bin ich doppelt so alt wie damals, und mein Leben sieht vollkommen anders aus, und zwar wirklich in jeder Hinsicht. Aber manches ist trotzdem gleich geblieben. Denn bestimmte Dinge ändern sich nie. Ich habe alles verloren, das ich für wertvoll erachtete, und ich habe alles zurückbekommen. Ich falle nicht mehr so tief, aber ich weiß, dass es für nichts in der Welt eine Garantie gibt. Ich weiß, dass ich noch immer verlieren kann, und ich weiß, dass ich Fehler mache, mich selbst und andere enttäusche. Aber auch das ist nicht wirklich wichtig. Mitunter erlaube ich mir auch, ein bisschen zu fallen. Denn es kommt nicht darauf an, nie zu fallen. Das Wichtige ist, immer wieder aufzustehen.

Es geht mir jetzt gut. Ich lache, ich lebe, ich entwickle mich, ich lerne. Ich treffe viele angenehme Menschen. Aber Menschen sind vielfältig, und natürlich treffe ich auch solche, die kleinlich, schlecht gelaunt und ungerecht sind und die keine Wärme haben. Diese Menschen missverstehe ich, und sie missverstehen mich, bis es damit endet, dass wir uns verletzen. So etwas tut noch immer weh. Aber das ist einfach ein Teil des Ganzen, will man ein lebendiger Mensch sein. Und ich weiß: Das Wichtige ist nicht, nie verletzt zu werden. Das Wichtige ist zu überleben.

Ich entscheide mich oft dafür, das Gute in einem Menschen zu sehen. Ich weiß, wie riskant das sein kann, ich weiß aber auch, dass das die einzige Möglichkeit ist, um etwas Gutes zurückzubekommen. Ich weiß, dass mich das verletzbar macht und offen für Enttäuschungen. Aber das Wichtige ist nicht, nie verraten zu werden. Das Wichtige ist, geliebt zu haben.

Das Leben hat keine so hohen Wellen mehr, wie es das einmal hatte, der Fluss fließt jetzt ruhiger. Ich weine noch immer ab und zu, aber nicht oft, und ich schreie selten oder nie mehr. Das Leben ist etwas ruhiger, vielleicht langweiliger, aber deutlich leichter für mich zu bewältigen. Trotzdem kann ich zwischendurch noch immer traurig sein und einen Kloß im Hals verspüren. Ich empfinde noch immer Entbehrung, Trauer und Sehnsucht, und es kommt vor, dass mir die Tränen kommen. Das Wichtige ist nicht, nie zu weinen. Das Wichtige ist, nie zu vergessen, wie man lacht. Und ich lache noch immer. Jeden Tag.

Bibliographie

Borg, Marit u. Topor, Alain. (2003). Virksomme relasjoner. Om bedringsprosesser ved alvorlige psykiske lidelser. Kommuneforlaget, Oslo.

Čapek, Karel. (1978). Das Jahr des Gärtners. Insel Verlag, Frankfurt.

Ende, Michael. (1979). Die unendliche Geschichte, Thienemann Verlag, Stuttgart.

Garborg, Arne. (1992). Haugtussa, Aschehoug, Oslo.

Hagerup, Inger. »Vær utålmodig menneske!«, in: Kvinnesinn (1999) Oktober, Oslo

Hamsun, Marie. (1928). Die Langerudkinder. Langen Müller Verlag, München.

Havrevold, Finn. (1958). Marens kleine Eule. Dressler Verlag.

Ichikawa, Satomi. (1980) . Annette og Nicolai på torget. Den norske bokklubben, Oslo.

Johansen, John Agnar u. Cordt-Hansen, Kristin. (2006). »Privatisering og seksualisering av behandlingsrelasjonen«. I Tidsskrift for norsk psykologforening, Nr 4, S. 347.

Knardahl, Stein. (1998). Kropp og sjel Psykologi, biologi og helse. Universitetsforlaget, Oslo.

Lepper, M.R., Greene, D., u. Nisbett, R.E. (1973). »Undermining children's intrinsic interest with extrinsic rewards: A test of the ›overjustification‹ hypothesis«. Journal of Personality and Social Psychology, 28, S. 129–137.

Rushdie, Salman. (1991). Harun und das Meer der Geschichten, Kindler Verlag.

Scheff, Thomas J. (1973). Das Etikett Geisteskrankheit. S. Fischer, Frankfurt.
Sewell, Anna. (1939). Black Beauty. Westermann, Braunschweig.
Smith, Betty (1944). Ein Baum wächst in Brooklyn. Büchergilde Gutenberg, Zürich.
Strauss, J. S., Hafez, H., Lieberman, P und Harding; C.M. (1985). »The course of psychiatric disorder, III: Longitudinal principles«. American Journal of Psychiatry, Vol. 142, Nr. 3, S. 289.
Topor, Alain. (2004).Vad hjälper? Vägar til återhämtning från svåra psykiska problem. Natur og kultur. Stockholm.
Vestly, Anne-Cath. (1982) Kaos og Bjørnar. Gyldendal Tiden, Oslo.
Whitaker, Robert. (2002). Mad in America, Basic Books.
»Måtte vente en hel arbeidsdag« Glåmdalen, 26.08.2005.

btb

Irvin D. Yalom bei btb

Die rote Couch. Roman (72330)

Die Liebe und ihr Henker und andere Geschichten aus der Psychotherapie. (72378)

Die Reise mit Paula. (72640)

Jeden Tag ein bisschen näher. Eine ungewöhnliche Geschichte. (72712)

Was Hemingway von Freud hätte lernen können. (73097)

Im Hier und Jetzt. Richtlinien der Gruppenpsychologie. (73236)

Liebe, Hoffnung, Psychotherapie. (73173)

Und Nietzsche weinte. (73728)

Die Schopenhauer-Kur. (73588)

In die Sonne schauen. Wie man die Angst vor dem Tod überwindet. (75201)

»Yalom ist ein begnadeter Geschichtenerzähler.«
Los Angeles Times